Verlag von Julius Springer in Wien I

In Verbindung mit den Büchern der Ärztlichen Praxis und nach den gleichen Grundsätzen redigiert, erscheint die Monatsschrift

Die Ärztliche Praxis

Unter steter Bedachtnahme auf den in der Praxis stehenden Arzt bietet sie aus zuverlässigen Quellen sicheres Wissen und berichtet in kurzer und klarer Darstellung über alle Fortschritte, die für die ärztliche Praxis von unmittelbarer Bedeutung sind.

Der Inhalt des Blattes gliedert sich in folgende Gruppen:

Originalbeiträge: Diagnostik und Therapie eines bestimmten Krankheitsbildes werden durch erfahrene Fachärzte nach dem neuesten Stand des Wissens zusammenfassend dargestellt.

Fortbildungskurse: Die internationalen Fortbildungskurse der Wiener medizinischen Fakultät teils in Artikeln, teils in Eigenberichten der Vortragenden. Das Gesamtgebiet der Medizin gelangt im Turnus zur Darstellung.

Seminarabende: Dieser Teil gibt die Aussprache angesehener Spezialisten mit einem Auditorium von praktischen Ärzten wieder.

Neuere Untersuchungsmethoden: Die Rubrik macht mit den neueren, für die Praxis geeigneten Untersuchungsmethoden vertraut.

Zeitschriftenschau: Klar gefaßte Referate sorgen dafür, daß dem Leser nichts für die Praxis Belangreiches aus der medizinischen Fachpresse entgeht.

Der Fragedienst vermittelt jedem Abonnenten in schwierigen Fällen, kostenfrei und vertraulich, den Rat erfahrener Spezialärzte auf brieflichem Wege. Eine Auswahl der Fragen wird ohne Nennung des Einsenders veröffentlicht.

Die Ärztliche Praxis kostet im Halbjahr zurzeit Reichsmark 3,60 zuzüglich der Versandgebühren.

Alle Ärzte, welche die Zeitschrift noch nicht näher kennen, werden eingeladen, Ansichtshefte zu verlangen.

Innerhalb Österreich wird die Zeitschrift nur in Verbindung mit dem amtlichen Teil des Volksgesundheitsamtes unter dem Titel „Mitteilungen des Volksgesundheitsamtes" ausgegeben.

HYDROTHERAPIE IM HAUSE DES KRANKEN

VON

PRIVATDOZENT DR. **PAUL LIEBESNY**
WIEN

MIT 16 TEXTABBILDUNGEN

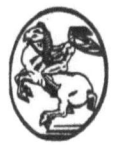

WIEN UND BERLIN
VERLAG VON JULIUS SPRINGER
1932

ISBN-13: 978-3-7091-9676-2   e-ISBN-13: 978-3-7091-9923-7
DOI: 10.1007/978-3-7091-9923-7

ALLE RECHTE, INSBESONDERE DAS DER ÜBERSETZUNG
IN FREMDE SPRACHEN, VORBEHALTEN

COPYRIGHT 1932 BY JULIUS SPRINGER IN VIENNA

Inhaltsverzeichnis

Seite
I. **Geschichtliche Vorbemerkung** 1
II. **Physikalische Grundlagen der Hydrotherapie** 2
   1. Einwirkung auf periphere Gefäße 2
   2. Temperaturempfindung............................... 3
   3. Einwirkung auf das Herz- und Gefäßsystem 5
   4. Einwirkung auf die Atmung.......................... 7
   5. Einfluß auf den Wärmehaushalt 8
   6. Einfluß auf das Blutbild............................ 11
   7. Einfluß auf die Sekretion und Exkretion 13
   8. Einfluß auf das Nervensystem 15
III. **Hydrotherapeutische Methoden** 15
   A. Wasseranwendungen in Wohnungen ohne Badezimmer.... 16
      1. **Umschläge**...................................... 16
          a) Brustumschläge 18
          b) Kreuzbinde.................................... 18
          c) Bauchumschlag 19
          d) Halsumschlag.................................. 19
          e) Kopfumschlag.................................. 19
          f) Anal- und Genitalumschläge...................... 20
          g) Kleine Umschläge 20
      2. **Einpackungen**................................... 23
          a) Feuchte Einpackungen 23
          b) Trockene Einpackungen 25
          c) Dreiviertel Packungen 26
      3. **Abreibungen**.................................... 26
          a) Teilabreibungen 26
          b) Ganzabreibung 27
      4. **Übergießungen** 29
          a) Ganzguß 29
          b) Knieguß 30
          c) Schenkelguß 30
          d) Unterleibsguß 30
          e) Rückenguß 30
          f) Brustguß 30
          g) Fließende Rückenwaschung...................... 30
      5. **Dampfbäder** 30
          a) Allgemeine Dampfbäder 30

		Seite

b) Dampfbad für Beine und Unterleib 31
c) Gesichtsdampfbad 31
d) Dampfbad für Anal- und Genitalgegend 31
6. Teilbäder .... 31 und 46

B. **Hydrotherapie in Wohnungen mit Badezimmer**... 32
  1. **Vollbad** 32
      a) Lauwarme Bäder 32
      b) Heiße Bäder 32
      c) Kalte Bäder 32
  2. **Vollbad mit Zusätzen** 32
      a) Aromatische Bäder 32
      b) Sonstige pflanzliche Zusätze 33
          α) Eichenrindenbäder 33
          β) Gerberlohebäder 33
          γ) Kleienbäder 33
          δ) Senfmehlbäder 33
      c) Mineralische Zusätze 33
          α) Steinsalzbäder 33
          β) Solbäder 33
          γ) Schwefelbäder 33
      d) Mit Gasen imprägnierte Bäder 34
          α) Kohlensäurebäder 34
          β) Sauerstoffbäder 40
          γ) Luftperlbäder 41
          δ) Radioaktive Bäder 42
  3. **Mit Frottierungen und Übergießungen kombinierte Bäder** 45
      a) Bürstenbad 45
      b) Halbbad 45
  4. **Teilbäder** 46
      a) Sitzbad 46
      b) Fußbad 47
      c) Handbad 47

IV. Die wichtigsten Indikationen der Hydrotherapie 47
  1. Bei Erkrankung der Atmungsorgane 49
  2. Bei Erkrankung der Bewegungsorgane 51
  3. Bei Erkrankung des Blutes 52
  4. Bei Erkrankung des Digestionstraktes 53
  5. Bei Erkrankung der Harn- und Geschlechtsorgane 55
  6. Bei Erkrankung der Haut 56
  7. Bei Erkrankung des zentralen und peripheren Nervensystems 57
  8. Bei Erkrankung des Stoffwechsels 59
  9. Bei Erkrankung der Zirkulationsorgane 60
 10. Bei Infektionskrankheiten 61

Sachverzeichnis 64

> Motto: Ein begabter Arzt kann mit einem nassen Handtuch mehr Kranke gesund machen als ein unbegabter mit einer ganzen Apotheke. *Schweninger*

I. Geschichtliche Vorbemerkung

Wenn wir auch jetzt gerade in eine Epoche gekommen sind, wo in der Medizin die Humoralpathologie durch namhafte Wissenschaftler wieder um ihre Anerkennung ringt und, wenn nicht alles trügt, eine Renaissance dieser Lehre auf dem Wege ist, so sollen doch in diesem Büchlein die physiologischen Wirkungen der Hydrotherapie hauptsächlich in ihren experimentell erwiesenen Wirkungen auf Organe und Organsysteme besprochen werden. Allerdings stand die Wasserheilkunde, die so alt ist wie die Heilkunde überhaupt, gerade zur Zeit humoralpathologischer Vorstellungen in höchster Blüte und schon im Altertum verordnete niemand geringerer als Hippokrates um 400 v. Chr. und seine Schüler das Wasser in seinen verschiedenen Anwendungen als schmerzstillend, beruhigend, kräftigend, lösend und entzündungswidrig. Ferner ist ziemlich allgemein bekannt, daß die Hydrotherapie jahrhundertelang vergessen war, bis um 1700 der Engländer John Floyer die Hydrotherapie, und zwar zunächst die Kaltwassertherapie zu neuem Leben erweckte. In Deutschland wirkten im Sinne Floyers zunächst die Ärzte Siegmund Hahn und seine beiden Söhne. Später um 1800 war es hauptsächlich Hufeland, der in Ärztekreisen wieder Interesse für die Hydrotherapie wachrief. Dieses Interesse verebbte aber, als mit dem Einsetzen zellularpathologischer Betrachtungsweise gleichzeitig ein therapeutischer Nihilismus einsetzte. Dieser Nihilismus warf sehr zum Schaden der Schulmedizin und in Verkennung der wichtigsten Aufgabe des Arztes, ein „Heilkundiger" zu sein, jedes Heilverfahren über Bord, welches sich zellularpathologisch in seiner Wirkung nicht ohneweiters erklären ließ. Es darf nicht wundernehmen, daß sich gerade in der Zeit eines therapeutischen Nihilismus der Ärzte die Laienmedizin auf seit altersher erprobte Heilverfahren stürzte und diese teils in kurpfuscherischer Sinnlosigkeit, teils aber auch mehr oder weniger sinnvoll zweckmäßig und erfolgreich anwendete. Es sei hier nur unter anderem auf den schlesischen Bauer Vinzenz Prießnitz hingewiesen.

In neuester Zeit war es das unbestreitbare Verdienst von Wilhelm Winternitz, durch seine „Hydrotherapie auf physiologischer und klinischer Grundlage" die Wasserheilkunde wieder der Schulmedizin rückerobert zu haben, und ein Verdienst der Wiener medizinischen Fakultät ist es, daß sie in richtiger Würdigung der Bedeutung der Hydrotherapie in der Medizin Winternitz im Jahre 1899 den offiziellen Lehrauftrag für dieses Fach erteilte. Winternitz und seine Schüler, vor allem A. Strasser, müssen als die wissenschaftlichen Begründer der modernen Hydrotherapie bezeichnet werden.

II. Physiologische Grundlagen der Hydrotherapie

Nach Winternitz versteht man unter Hydrotherapie die äußere Anwendung differenter, an Wasser gebundener Temperaturen auf den menschlichen Körper zu Heilzwecken. Hiebei wird das Wasser in seinen verschiedenen Aggregatzuständen Eis, Flüssigkeit und Dampf verwendet. Der innere Gebrauch von Wässern, also Trinkkuren aller Art, gehört nicht in das Gebiet der Hydrotherapie, sondern in das der Balneologie oder der Pharmakologie. Der wirksame Reiz ist bei Bädern ohne Zusätzen, bei Packungen und Wickeln und dergleichen nur von der Temperatur abhängig, während bei Duschen, Güssen, Abreibungen, Abklatschungen u. dgl. zum Temperaturreiz noch der mechanische Reiz hinzukommt. Bei Zusätzen zu den zur Hydrotherapie verwendeten Wässern oder auch bei Anwendung natürlicher Mineralquellen aller Art kommt noch eine chemische Wirkung in Betracht.

1. Einwirkung auf die peripheren Gefäße

Es ist eine wesentliche Funktion der Haut, bei der Regulierung der Körpertemperatur in hervorragender Weise mitzuwirken. Dieser Funktion entspricht die Haut vor allem dadurch, daß sie ein schlechter Wärmeleiter ist. Dabei kommt den einzelnen Hautschichten ein verschiedenes Wärmeleitungsvermögen zu. Besonders schlechte Wärmeleiter sind die Hornschicht der Oberhaut und das Unterhautfettgewebe. Hingegen ist z. B. die Lederhaut ein besserer Wärmeleiter.

Die Haut ist aber nicht nur eine einfache leblose Wärmeschutzdecke, sondern sie vermag funktionell die Konstanz der Körperwärme durch die im Papillarkörper der Haut gelegenen Gefäße zu regulieren.

Kälte- und Wärmereize wirken teils reflektorisch, teils unmittelbar lokal. Wird die menschliche Haut einer örtlichen Einwirkung niedriger Temperaturen ausgesetzt, so bemerkt man meistens, daß sie deutlich blaß wird, und es läßt sich mikroskopisch zeigen, daß an dieser Reaktion eine Kontraktion von Kapillaren, kleinen Venen und Arteriolen beteiligt ist. Dies kann man schon beobachten, wenn man eine Hand in Wasser von 20^0 C eintaucht. Bei längerer Einwirkung niedriger Temperaturen kommt es zu Rötung, Marmorierung und sogar Blaufärbung der Haut. Dies beruht darauf, daß die Kapillaren und kleinen Venen erschlaffen; diese Erschlaffung bei Kältewirkung ist nach Ansicht Kroghs ein direkter Einfluß der Temperatur auf die kontraktilen Elemente, welche teilweise gelähmt werden. Dabei hält die Kontraktion der Arteriolen und Arterien zunächst eine Zeitlang an. Solange diese Kontraktion ein gewisses Maß nicht überschreitet, kann die arterielle Blutversorgung eine rote Hyperämie der Haut erhalten. Unter Andauer der Kältewirkung verengern sich aber schließlich die Arterien noch mehr, wodurch die Haut schließlich zyanotisch wird. Daß die lokale Blässe bei Kälteeinwirkung durch die kontraktilen Elemente in den Kapillaren bedingt ist, welche spontan auf den Kältereiz ansprechen, hat Breslauer dadurch beweisen können, daß er zeigen konnte, daß diese Reaktion in völlig anästhetischen Bezirken hervorgerufen werden kann, deren spinale Nervenversorgung degeneriert ist. Der Blutzufluß zu den Kapillaren soll bei Kältewirkung auch durch Kontraktion der Musculi arrectores gehemmt werden.

Durch Wärmewirkung entsteht sowohl durch lokale Reaktion als auch reflektorisch eine Erweiterung der Kapillaren, der kleinen Venen und Arteriolen.

Die auf einen Kältereiz zunächst eintretende Verengerung der zuführenden Gefäße bewirkt ein verringertes Zuströmen von Blut an die Hautoberfläche, wodurch diese weniger warm wird und daher auch weniger Wärme abgegeben wird. Anderseits verursacht höhere Temperatur der umgebenden Medien durch Erweiterung der Gefäße einen verstärkten Zustrom von Blut an die Peripherie, wodurch es unter Erhöhung der Temperatur und stärkerer Durchfeuchtung der Haut zu einer gesteigerten Wärmeabgabe kommt.

2. Temperaturempfindung

Der Vermittlung der Temperaturempfindung dienen die Wärme- und Kältepunkte der Haut, die als Rezeptoren des Temperatursinnes aufzufassen sind. Als die Organe für die Wärmeempfindung werden die Krauseschen Endkolben, für die Kälteempfindung die Ruffinischen Endkolben angesprochen. Die Verteilung dieser Körperchen ist keine gleichmäßige, sondern ist auf kleine punktförmige Bezirke beschränkt, wobei an den meisten Hautstellen die Kältepunkte über die Wärmepunkte weitaus überwiegen. Sommer fand durch Zählungen im Mittel auf einem Quadratzentimeter 6 bis 23 Kältepunkte und nur 0 bis 3 Wärmepunkte. Für das physiologische Verständnis hydrotherapeutischer Maßnahmen sind nun vornehmlich die durch Temperaturreize ausgelösten Temperaturempfindungen von allergrößter Bedeutung. Dabei ist die Haut, wie Höber sehr richtig sagt, nicht einfach als ein Thermometer aufzufassen, welches bei Überschreitung einer gewissen Temperaturgrenze Wärme, bei deren Unterschreitung Kälte anzeigt. Das lehre schon die Tatsache, daß wir z. B. für gewöhnlich das unbedeckte Gesicht, die bedeckte Körperhaut und die Schleimhaut der Mundhöhle als gleichtemperiert empfinden, obwohl ihre Temperatur ganz verschieden ist. Aber nicht bloß verschiedene Stellen der Haut, sondern auch ein und dieselbe Stelle kann zu verschiedenen Zeiten ganz verschieden warm sein und doch die gleiche Empfindung auslösen. Steigt man z. B. in ein warmes Bad, so erscheint das Wasser im ersten Moment warm infolge der zunächst bestehenden Temperaturdifferenz; aber nach einiger Zeit ist der Zustand der Indifferenz von Neuem erreicht, in welchem weder warm noch kalt empfunden wird, obwohl die Haut notorisch wärmer geworden ist.

Dies wird auch durch folgenden Versuch von E. H. Weber anschaulich gemacht. Taucht man die linke Hand auf kurze Zeit in Wasser von etwa 10^0 C, die rechte in solches von etwa 40^0 und bringt dann beide Hände zugleich in Wasser von 25 bis 30^0, so wird dieses Wasser nun zunächst von der linken Hand als warm, von der rechten Hand als kühl empfunden. Wärmeempfindung kommt also beim Ansteigen, Kälteempfindung beim Absinken der Hauttemperatur zustande, während bis zu einem gewissen Grad bei konstanter Temperatur des umgebenden Mediums Indifferenz besteht. Die Art der Temperaturempfindung wird bei gleichem Temperaturreiz durch verschiedene Umstände beeinflußt.

Erstens ist für die Temperaturempfindung der Ort der Reizung von Bedeutung. So sind z. B. die behaarte Kopfhaut, die Fingerspitzen und die Fußsohlen weniger empfindlich, während die Wangen und die Seitenteile des Rumpfes eine höhere Temperaturempfindlichkeit aufweisen. Besonders temperaturempfindlich sind die Augenlider. Wie E. H. Weber gezeigt hat, ist die Temperaturempfindung um so stärker, je größer die gereizte Fläche ist. Will man daher z. B. die Temperatur eines Wassers schätzen, so wird man dies durch Eintauchen eines Fingers kaum treffen, während man durch Eintauchen der ganzen Hand oder noch besser des ganzen Unterarmes eine viel bessere Wärmeschätzung durchführen kann. So prüfen heute noch vielfach Mütter und Ammen das Badewasser für den Säugling in Ermanglung eines Thermometers durch Eintauchen ihres Armes in das Badewasser, womit diese Methode allerdings nicht empfohlen werden soll.

Zweitens hängt das subjektive Gefühl für Temperaturdifferenzen von der Wärmeleitung des Wärmeträgers ab, welcher an den Körper herangebracht wird. Ein Stück kaltes Metall oder Stein scheint uns bei Berührung kälter als ein Stück Holz oder Filz von gleicher Temperatur. Dies hängt vom Wärmeleitungsvermögen des betreffenden Mediums ab. Von allen Körpern haben Gold und Silber das größte Wärmeleitungsvermögen; setzt man dieses zum Vergleiche gleich 100, so hat unbewegte Luft ein Wärmeleitungsvermögen von 0,005, Wasser ein solches von 0,14, Holz (längs der Fasern) ein solches von 0,15.

Drittens ist von größter Bedeutung für die Empfindung eines Temperaturreizes naturgemäß der Umstand, wie weit sich diese Temperatur vom sogenannten Indifferenzpunkt entfernt, das ist jene Temperatur, welche vom Körper unter physiologischen Verhältnissen weder als kalt noch als warm empfunden wird. Nach dem Vorhergesagten wird dieser Indifferenzpunkt auch vom Wärmeleitungsvermögen des Wärmeträgers abhängig sein. Für unsere Fragestellungen interessiert uns aber jetzt nur der Indifferenzpunkt, welcher für Wasser Geltung hat. Die Wassertemperatur, welche in der Regel weder als kalt noch als warm empfunden wird, ist zirka 33 bis 35° C. Selbstverständlich dürfen nicht unmittelbar vorher wesentlich verschiedene Temperaturreize, wie etwa in dem früher geschilderten Weberschen Versuch, die Haut getroffen haben. Der Indifferenzpunkt ist nicht für alle Menschen derselbe und der Reizwert verschiedener Temperaturdifferenzen, sowohl für Temperaturen unter als auch über dem Indifferenzpunkt, ist für verschiedene Menschen verschieden.

3. Einwirkung auf das Herz und Gefäßsystem

Die Wirkung auf die Kapillaren wurde schon im ersten Abschnitt erwähnt; der weitgehende Einfluß hydrotherapeutischer

Maßnahmen auf den Füllungszustand der Hautgefäße erstreckt sich naturgemäß auch auf die Gefäße im Körperinnern. Nach dem Dastre-Moratschen Gesetz nahm man einen Antagonismus zwischen den Hautgefäßen und den übrigen Gefäßen an, insbesondere denjenigen Gefäßen, welche vom Nervus splanchnicus innerviert werden und innere Organe versorgen. Diesem Gesetz zufolge tritt bei Verengerung der Hautgefäße eine Erweiterung der Gefäße der Abdominalorgane und umgekehrt bei Erweiterung der Hautgefäße eine Verengerung der Bauchgefäße ein. Das Dastre-Moratsche Gesetz ist aber nicht unbestritten. Winternitz und seine Schüler zeigten, daß die peripheren Gefäße und die Gefäße im Bereiche des Nervus splanchnicus teilweise gleichsinnig reagieren, jedoch ungleichsinnig zu den Schädelgefäßen. Demgemäß kommt es bei gleichzeitiger Kontraktion der Hautgefäße und der Eingeweidegefäße zu einer Erweiterung der Schädelgefäße, wodurch die von Winternitz beschriebene „Rückstauungskongestion" erklärt wird. Straßer hat insbesondere ein fallweises gleichsinniges Verhalten der peripheren Hautgefäße mit den Milz- und Nierengefäßen nachweisen können. Demgegenüber besteht natürlich auch eine gewisse gegensätzliche Wechselbeziehung zwischen den Hautgefäßen und den Gefäßen des Körperinnern, in welche das aus der Körperoberfläche verdrängte Blut ausweichen kann. A. Strasser hat mit seiner Feststellung jedenfalls recht, wenn er sagt, daß für die Hydrotherapie die Tatsache grundlegend sei, daß durch thermische Reize große Umschaltungen von Blutmassen bewirkt werden können. Die Verhältnisse sind jedoch viel zu kompliziert, als daß ein einheitliches Schema solcher Blutverschiebungen aufgestellt werden könnte. Wenn auch das Gesetz vom Antagonismus gut fundiert ist, so hat es sicher nicht für alle Organe in gleicher Weise Geltung; und außerdem werden die Blutverschiebungen durch psychische Momente und individuelle Verhältnisse stark beeinflußt. Hier müssen unter anderen auch der Einfluß der Muskelarbeit und jener mechanischer Manipulationen, welche in der Technik der Hydrotherapie eine große Rolle spielen, erwähnt werden.

Bei Besprechung des Einflusses hydrotherapeutischer Maßnahmen auf das Herz und das Gefäßsystem interessiert den Praktiker vor allem der unmittelbare Einfluß auf das Herz, soweit durch solche Maßnahmen eine Veränderung von Blutdruck und Pulsfrequenz und etwa auch der Herzgröße zu beobachten sind. Was zunächst den Blutdruck anlangt, so kann das eine festgestellt werden, daß die in der Praxis üblichen hydrotherapeutischen Maßnahmen, insbesondere Bäder, nur unbedeutende Veränderungen des Blutdrucks setzen; jedoch muß darauf aufmerksam gemacht werden, daß insbesondere auf Grund experimenteller Untersuchungen von verschiedenen Autoren festgestellt wurde, daß energische Kaltwasserprozeduren und ebenso kurze, sehr heiße Bäder den Blutdruck erhöhen, während warme Prozeduren, insbesondere Bäder, deren Temperatur nur wenig über dem Indifferenzpunkt liegt, den Blutdruck eher herabsetzen. Aber auch solche Einflüsse sind immer nur von kurzer Dauer und bald nach der hydrotherapeutischen Behandlung erreicht der Blutdruck fast immer wieder den Ausgangswert. Indifferente Bäder beeinflussen den Blutdruck überhaupt nicht.

Die Pulsfrequenz wird sowohl durch lokale kalte Reize auf das Herz, als auch durch kalte Bäder herabgesetzt, hingegen durch Wärmeapplikation auf das Herz und durch heiße Bäder vorübergehend, aber manchmal sogar für viele Stunden gesteigert.

Über die Veränderung der Herzgröße haben Beck und Dohan nach heißen Bädern von 38 bis 41⁰ C in der Dauer von 15 bis 20 Minuten eine orthodiagraphisch deutlich feststellbare Verkleinerung des Herzens berichten können. Dieselben Autoren fanden nach angreifenden Kälteprozeduren (Duschen, Abreibungen und 4 bis 5 Minuten dauernde kalte Wannenbäder von 21 bis 25⁰ C, nach welchen die Versuchspersonen stark fröstelten und blaß bis zyanotisch waren) eine nicht unbedeutende Herzvergrößerung. Es muß aber vermerkt werden, daß diese Wirkungen bei extremen Hitze- oder Kälteanwendungen ausgeführt wurden und daher nur bedingt mit jenen bei den gebräuchlichen, insbesondere bei kranken Menschen viel milderen hydrotherapeutischen Prozeduren verglichen werden können.

4. Einwirkung auf die Atmung

Exzessive thermische Reize, und zwar sowohl Kälte als Hitze, beeinflussen Atemtiefe und Atemfrequenz sehr wesentlich, wovon bei manchen Krankheitszuständen Gebrauch gemacht wird. Besonders deutlich wird die Atmung durch plötzliche Kälteeinwirkung verändert. Durch die Kälteeinwirkung kommt es zunächst zu einem kurzen Atemstillstand, dem eine tiefe Ausatmung folgt, um schließlich wieder dem Atemtypus Platz zu machen, der vor dem Reiz eingehalten wurde; manchmal bleibt aber mehr oder weniger lang eine frequentere Atmung bestehen. Auch durch kurze heiße Bäder kommt es zu einer vertieften Einatmung, die aber meistens von einer oberflächlicheren und dabei frequenteren Atmung gefolgt ist.

5. Einfluß auf den Wärmehaushalt

Die Körpertemperatur gesunder Menschen ist innerhalb engster Grenzen konstant. Die Wärmebildung und die Wärmeabgabe halten sich in weiten Grenzen infolge Eingreifens der **Wärmeregulation** das Gleichgewicht. Die Regulation der Wärmeabgabe, vielfach als physikalische Wärmeregulation bezeichnet, beruht erstens auf einer Veränderung der Wärmeleitung, zweitens auf einer Änderung der Wärmestrahlung und drittens auf Änderung der Wasserdampfverdunstung.

Die Wärmeabgabe durch Wärmeleitung spielt gerade in der Hydrotherapie eine nicht unbedeutende Rolle. Denn ein kühles Bad oder andere kalte Prozeduren können, je nach den bestehenden Kautelen, dem Körper verschiedene Mengen Wärme entziehen; unter sonst gleichen Umständen ist die Größe der Entziehung durch Wärmeleitung dem Temperaturgefälle proportional. In Hinblick auf die Hydrotherapie muß auch erwähnt werden, daß bewegtes Wasser ebenso wie bewegte Luft dem Körper mehr Wärme durch Leitung entzieht als unbewegtes Wasser oder Luft bei Windstille.

Die Wärmeabgabe durch Wärmestrahlung, als infrarotes Licht, erfolgt, wie bei jedem anderen schwarzen Strahler, nach dem Stefan Boltzmannschen Gesetz. Die menschliche Haut, auch die des weißen Menschen, ist physikalisch als schwarzer Strahler zu werten. Nach dem erwähnten Gesetz ist die Wärmeabgabe durch Strahlung proportional der Größe der wärmestrahlenden Fläche und der Differenz aus der vierten Potenz der absoluten Temperatur des Strahlers (der Hautoberfläche) und der Umgebung.

Unter absoluter Temperatur versteht man die vom absoluten Nullpunkt (minus 273° C) an gezählte Temperatur.

Die Abgabe von Wärme durch Leitung und Strahlung wird durch verschiedengradige Durchblutung der Haut verändert, wodurch die Hauttemperatur je nach der Reaktionsfähigkeit der Hautgefäße verändert wird.

Abgesehen von der Wärmeleitung und Wärmestrahlung ist die Wasserverdampfung für die Wärmeabgabe wichtig. Dies geschieht erstens durch die Verdunstung des Schweißes, welche in trockener, bewegter Luft am stärksten ist. Auch im heißen Bad findet eine Schweißsekretion statt, die aber begreiflicherweise nicht von einer Schweißverdunstung begleitet ist. Der zweite Faktor der Wasserdampfabgabe erfolgt durch die Perspiratio insensibilis, das ist die Abgabe von Wasserdampf von der ohne nachweisbaren Schweiß durchfeuchteten Haut und durch Wasserverdampfung aus der Lunge.

Um zu große Abkühlung zu verhindern, tritt dann, wenn die Regulation der Wärmeabgabe unzureichend wird, eine Steigerung der Wärmeproduktion auf. Diese äußert sich im Auftreten von Muskelzittern und Muskelspannung, wodurch es zu einer Steigerung der Verbrennungen kommt. Die Frage, ob über dieses hinaus bei drohendem Sinken der Körpertemperatur eine Vermehrung der Verbrennungen ohne Muskelaktion vorkommt, dürfte für den Menschen zu verneinen sein. Beim Tier findet eine solche „chemische Wärmeregulation" statt.

Eine chemische Wärmeregulation gegen Übererwärmung tritt zentral bedingt nicht auf, wohl aber wissen wir, daß Mensch und Tier bei drohender Übererwärmung teils unwillkürlich, teils willkürlich jede Muskelbewegung vermeiden und möglichst schlaff und entspannt zu ruhen bestrebt sind.

Die Wärmeregulation gegen Kälte hat zur Folge, daß die Abkühlung eines Menschen, d. h. also eine effektive Herabsetzung der Körpertemperatur durch hydrotherapeutische Maßnahmen nicht ohneweiters eintritt. Winternitz hat gezeigt, daß ein in einem 16 grädigen Vollbad ruhig sitzender Mensch in den ersten fünf Minuten sogar einen Anstieg der Körpertemperatur um 0,3° C im Körperinnern (Mastdarmtemperatur) zeigte und daß erst nach 45 Minuten die Anfangstemperatur wieder erreicht wurde. Bei einem ähnlichen Versuch zeigte neuerdings Strasser, daß die Versuchsperson in wenigen Minuten einen Abfall der Körpertemperatur um 0,6° C zeigte, wenn die Haut kräftig gerieben wurde. Nach Strasser kann eine Abkühlung durch ein kaltes Bad von einer in der hydrotherapeutischen Praxis üblichen Dauer nur dann einen entsprechenden Grad erreichen, wenn das Bad mit mechanischen Reizen, am besten mit Frottieren der Haut kombiniert ist. Nach dem kalten Bad kann ein weiteres Fallen der Körpertemperatur als primäre Nachwirkung (nach Jürgensen) auftreten, weil das Blut in die kalte Haut einströmt und dann das Körperinnere abkühlt. Nach kürzerer oder längerer Zeit kann die Temperatur wieder zur Anfangstemperatur zurückkehren oder sich etwas über diese erheben. Diese nachfolgende Steigerung, die sekundäre Nachwirkung genannt, kann um so höher sein, je stärker die Wärmeentziehung war.

Die Steigerung der Wärmeabgabe beim Frottieren beruht darauf, daß die Kontraktion der peripheren Gefäße verhindert wird, ja sogar deren Erweiterung auftritt. Es wird also durch mechanische

Reize während einer Kälteapplikation die physikalische Wärmeregulation gehemmt. Aber auch die chemische Wärmeregulation, das Muskelzittern, bleibt aus, wenn die Haut im kalten Bad mechanisch durch Frottieren gereizt wird, weil die Hautnerven von warmem Blut umspült werden und daher kein Kältegefühl eintritt; es ist dies ein Beweis dafür, daß die chemische Wärmeregulation nicht so sehr durch die Höhe der Gewebstemperatur, als durch die Meldungen der Wärmerezeptoren der Haut ausgelöst wird.

Wenn nach Kaltwasserprozeduren nach einer primären Kontraktion der Gefäße sekundär und reaktiv als Ausdruck der Erschlaffung oder der Erweiterung der Hautgefäße eine Hyperämie der Haut eintritt, so ist dies selbstverständlich als Rötung der Haut objektiv leicht zu erkennen und der Patient selbst hat subjektiv ein angenehmes Wärmegefühl. Man spricht in diesem Falle von einer **guten Reaktion**. Als **schlechte Reaktion** ist zu bezeichnen, wenn nach Kälteprozeduren die Haut blaß bleibt oder gar zyanotisch wird. In diesem Falle tritt als ungünstiger Erfolg Frösteln ein. Die gute oder schlechte Reaktion nach Kaltwasserprozeduren gibt im Einzelfalle dem Arzt ein unfehlbares Zeichen, ob und wie bei dem betreffenden Kranken Kaltwasserprozeduren anzuwenden sind oder nicht. Die Methoden zur Förderung der guten Reaktion werden, soweit sie nicht schon im vorhergehenden angedeutet wurden, in den Abschnitten über die hydrotherapeutische Technik eingehend besprochen werden.

Hinsichtlich der Wirkung abkühlender Prozeduren sind noch folgende Gesichtspunkte zu beachten. Rubner hat in seinen „Biologischen Gesetzen" im Jahre 1887 grundlegende Feststellungen gemacht:

1. Ein Körper kann um so leichter und tiefer abgekühlt werden, je größer seine Oberfläche im Verhältnis zu seinem Volumen ist. Kinder, deren Oberfläche relativ groß ist, werden also durch Bäder von einer bestimmten Temperatur stärker abgekühlt als Erwachsene.

2. Menschen mit starkem Fettpolster vertragen eine Abkühlung besser als solche von schlechtem Ernährungszustand.

Für die praktische Hydrotherapie ist die Tatsache wichtig, daß sich die Fähigkeit eines Menschen, gegen Kältereize zu regulieren, durch wiederholte Kälteanwendung steigern läßt. Dies gilt für Menschen und Tiere.

Durig und Lode zeigten im Tierversuch, daß ein Hund, der im Wasser von 10^0 C durch zehn Minuten gehalten wurde, am ersten

Tage 5,6⁰, am zweiten Tage 6,3⁰, am dritten Tage 3,4⁰ usw. absinkend, am siebenten Tage nur 0,3⁰ an Körpertemperatur verlor. Die Autoren schließen aus diesen Versuchen, daß die kalten Bäder die Ansprechbarkeit der Vasomotoren derart steigern, daß sich die Hautgefäße auf Kältereize stärker und andauernder kontrahieren. Beim gesunden Menschen ist sicher eine derartige Angewöhnung an Kältereize ebenfalls möglich. Die Menschen des Wiener Klubs „Verkühle Dich täglich", welche im strengsten Winter in der vereisten Donau regelmäßig zu baden pflegen, sind ein Beispiel dafür.

Es muß aber besonders betont werden, daß die Gewöhnung an Kältereize nur beim gesunden Menschen zu erwarten ist, während beim fiebernden Menschen eine Gleichmäßigkeit der Gewöhnung an Kältereize nicht zu beobachten ist.

Im Gegensatz zu der Möglichkeit, schon durch kurzdauernde Kältereize bei gleichzeitiger Hemmung der physikalischen Wärmeregulation eine geringe Abkühlung des Körpers zu erzielen, ist durch die üblichen kurzdauernden Hitzeprozeduren eine Steigerung der Körpertemperatur nicht zu erreichen, da sofort die physikalische Wärmeregulation einsetzt. Während nun, wie im vorhergehenden gezeigt wurde, durch Frottieren der Haut eine Kontraktion der peripheren Gefäße verhindert werden kann, also die physikalische Wärmeregulation unterdrückt werden kann, ist eine Verhinderung der Gefäßerweiterung und des Schwitzens bei Hitzeeinwirkung nicht möglich. Bei längerdauernden Hitzeprozeduren, wie z. B. im Heißluftkasten, kann es allerdings durch Wärmestauung nach 20 bis 30 Minuten leicht zu Temperatursteigerungen um 1½ bis 2⁰ C kommen. Ein mäßiger Anstieg der Körpertemperatur kann auch eintreten, wenn der Badende nach einem heißen oder warmen Bad in warme Decken gewickelt wird, in welchen er längere Zeit bleibt. Nach einem heißen Bade tritt schon in mäßig warmer Umgebung Frösteln ein; ist nach einem heißen Bad ein Anstieg der Körpertemperatur erfolgt, so tritt das Frösteln schon bei einer höheren als der Normaltemperatur der betreffenden Person auf.

6. Einfluß auf das Blutbild

Sowohl nach hydrotherapeutischen Maßnahmen, welche den ganzen Körper treffen, als auch nach lokalen Prozeduren kommt es zu Veränderungen des Blutbildes. So haben Winternitz und andere Autoren feststellen können, daß allgemeine Kälteanwendungen eine Leukozytose hervorrufen. Es wurde aber auch gezeigt, daß es unter der Einwirkung solcher Prozeduren zu einer Vermehrung der roten Blutkörperchen sowie des Hämoglobins kommt. Diese Vermehrung der korpuskulären Elemente des Blutes und des Hämoglobins tritt meistens unmittelbar nach den Behandlungen auf, um nach kurzer Zeit, spätestens aber nach 1 bis 2 Stunden, wieder abzuklingen. Damit ist schon gesagt, daß diese Veränderungen des Blutbildes nur scheinbare sind und in der Blutverteilung ihren Grund haben. Nur für die Leukozytose kann man, da die Leukozyten nicht nur eine chemotaktische, sondern auch eine thermotaktische Sensibilität haben, annehmen, daß der Kältereiz eine reelle Kälteleukozytose hervorruft. Nach Wärmeanwendungen hat insbesondere Laqueur auch eine Vermehrung der weißen Blutkörperchen nachweisen können. Hingegen sind die Ergebnisse über die Erythrozytenzahl nach warmen und heißen Bädern nicht eindeutig. Daß die beobachteten Veränderungen des Blutbildes in der Blutverteilung ihre wichtigste Ursache haben, zeigen die folgenden, von Winternitz und Strasser angestellten Versuche. Sie fanden, daß kalte Prozeduren, wie z. B. kalte Fußbäder, Duschen auf die Füße und kalte erregende Umschläge auf die Waden, sobald die Füße warm geworden sind, eine bedeutende Vermehrung der roten und weißen Blutkörperchen und des Hämoglobins bei Blutentnahme aus der großen Zehe zur Folge hatten. Bei dem gleichen Versuche zeigte sich nun, daß das Blut, welches aus dem Ohrläppchen und aus der Fingerkuppe entnommen wurde, eine Verminderung der korpuskulären Elemente und des Hämoglobingehaltes aufwies. Ganz ähnliche Wirkungen auf das Blutbild ergaben sich bei kalten Applikationen auf die Bauchdecken; hingegen war bei heißen Umschlägen am Ort der Applikation nebst Vermehrung der weißen Blutkörperchen mitunter eine sehr erhebliche Verminderung der roten Blutkörperchen und des Hämoglobingehaltes zu beobachten. Die Vermehrung der Leukozyten am Orte der Hitzeapplikation ist ohneweiters durch die thermotaktische Sensibilität der weißen Blutkörperchen zu erklären. Hingegen ist die erhebliche Verminderung der roten Blutkörperchen und des Hämoglobingehaltes am Orte der Hitzeanwendung physiologisch nicht ohneweiters zu erklären. Das gegensätzliche Verhalten der lokalen Wirkung kalter Prozeduren auf das Blutbild und die Fernwirkung dieser Behandlungsart ist sehr bedeutsam und sie stellt, wie Winternitz mit Recht hervorhebt, eine experimentelle Grundlage für die humoralpathologische Vorstellung der „ableitenden" Wirkung derartiger Prozeduren dar.

7. Einfluß auf Sekretion und Exkretion

Der sichtbarste Einfluß heißer Prozeduren ist der auf die Schweißdrüsen. Wo es hauptsächlich darauf ankommt, den Menschen energisch zum Schwitzen zu bringen, wird man zwar die Behandlung im Heißluft- oder im Glühlichtkasten der Anwendung feuchter Prozeduren vorziehen. Jedoch wird auch durch heiße Vollbäder und Ganzpackungen bedeutende Schweißproduktion bewirkt. Das Schwitzen ist ein wichtiger Faktor der physikalischen Wärmeregulation; dabei wird einerseits schon durch die Tätigkeit der Schweißdrüsen Wärme verbraucht und abgegeben, anderseits wird durch Verdunstung des Schweißes Wärme gebunden. Die durch Verdunstung des Schweißes dem Körper entzogene Wärme wäre ganz beträchtlich, wenn der ganze produzierte Schweiß verdunsten würde, denn die Verdunstung von 1 Gramm Wasser des Schweißes entzieht dem Körper 0,5 Kalorien, also würde ein Liter Schweiß bei seiner Verdunstung dem Körper 500 Kalorien entziehen können. Bei großer Schweißproduktion verdunstet aber meistens der Schweiß nicht am Körper, sondern er tropft zum größten Teile ab; dies ist besonders in wasserdampfreicher Luft der Fall, so z. B. im Dampfbad oder in undurchlässiger Körperumhüllung. Daher geht die Wärmeabgabe der Schweißproduktion nicht parallel. Eine ausgiebige Wärmeabgabe durch Verdunstung des Schweißes ist nur dann möglich, wenn sich der Körper oder einzelne Körperteile in trockener, heißer Umgebung befinden, wie es z. B. im Heißluftkasten der Fall ist, welcher meistens auch Vorrichtungen zum Trockenhalten der Luft im Kasten enthält. Im heißen Vollbad ist natürlich auch jede Schweißverdunstung bis auf jene am Kopf unmöglich und es kommt eventuell zur Wärmestauung und die Körpertemperatur steigt allenfalls deutlich an. Mit dieser Wärmestauung geht eine beschleunigte Herztätigkeit und Atemtätigkeit einher, weshalb die heißen Wasserprozeduren mitunter an die Kreislauforgane höhere Anforderungen stellen als etwa eine Heißluftbehandlung. Hier sei gleich hervorgehoben, daß heiße Teilbäder selbstverständlich an den Kreislauf keine erhöhten Anforderungen stellen. Wenn nun, wie gesagt, im feuchten Medium die Schweißabdunstung unmöglich ist und dadurch eine Wärmeabgabe unterbleibt, so ist aber dennoch eine gesteigerte Schweißproduktion auch im feuchten Medium, also z. B. im heißen Vollbad, in anderer Hinsicht wirksam, was therapeutisch sehr wichtig ist, denn mit dem Schweiß wird nicht nur Wasser, sondern es werden auch Stickstoff, Harnstoff, Harnsäure, Kochsalz u. dgl., aber auch metallische Gifte, wie z. B. Blei, Arsen, Quecksilber, aus dem Körper ausgeschwemmt, so daß auch die in feuchten Medien herbeigeführten Schweißausbrüche sowohl eine Entlastung der Niere darstellen, als auch entgiftend wirken können. Bei Nierenkranken wird man allerdings mit energischen Schwitzprozeduren durch Wasseranwendungen sehr sparsam umgehen müssen, da sie derartige Patienten häufig stark erschöpfen. Viel weniger angreifend hat sich für diuretische Zwecke die Diathermie erwiesen, welche in solchen Fällen als Allgemeindiathermie, Nierendiathermie oder Diathermie des Zwischenhirns Anwendung findet. Die letztere Applikationsart regt die zentralen Regulationsmechanismen an. Der Einfluß hydrotherapeutischer Maßnahmen auf die Nierenfunktion ist von der Anwendungsart abhängig. Durch kurze kalte Prozeduren, sowohl allgemeiner als lokaler Art, kommt es vorübergehend zu einer Steigerung der Diurese. Hingegen tritt bei längeren Abkühlungen eine Verminderung der Diurese ein. Hitzeprozeduren bewirken, sofern sie eine stärkere Schweißsekretion hervorrufen, eine Verminderung der Harnsekretion. Diese Gegensätzlichkeit der Wirkung entbehrt nur die Diathermie, von welcher bei Allgemeindiathermie schon im Jahre 1913 Durig und Grau zeigen konnten, daß auch bei starker Schweißsekretion gleichzeitig und nachfolgend eine verstärkte Diurese auftritt. Die Diurese scheint, wie aus einer Arbeit von Kraus aus der Prager medizinischen Klinik hervorgeht, reflektorisch bedingt zu sein, da auch alleinige Diathermie der Zwischenhirnzentren eine starke Diurese bewirkt.

Milde hydrotherapeutische Hitzeprozeduren, welche keine Steigerung der Schweißsekretion hervorrufen, können die Harnsekretion fördern. Insbesondere aber ist es wichtig, darauf zu achten, daß, wie zuerst Strasser und Blumenkranz gezeigt haben, indifferente Bäder von 34 bis 35⁰ C, d. i. 27 bis 28⁰ R von ein- bis zweistündiger Dauer die Diurese vermehren. Die diuretische Wirkung solcher Dauerbäder ist von nachhaltiger Wirkung, so daß es nicht bloß zu einer vorübergehenden Diuresesteigerung, sondern zu einer Vermehrung der 24stündigen Harnmenge kommt. Die genannten Autoren konnten weiters zeigen, daß nach solch langdauernden warmen Vollbädern bei Nierenkranken auch die Kochsalz- oder Stickstoffausscheidung im Harn ansteigt. Diese mächtige, d i u r e s e - f ö r d e r n d e W i r k u n g i n d i f f e r e n t e r D a u e r b ä d e r findet in der ärztlichen Praxis bedauerlicherweise viel zu wenig und selten Anwendung. In einer Zeit, wo selbst bei Schwerkranken Salyrgan, Novasurol und ähnliche, den Organismus und insbesondere die Nieren und das Herz stark angreifende Gifte zur Förderung der Diurese leider oft kritikloseste Anwendung finden, muß auf dieses harmlose diuretische Heilverfahren ganz besonders hingewiesen werden.

8. Einfluß auf das Nervensystem

Die günstigen Wirkungen der Hydrotherapie bei den verschiedensten Nervenkrankheiten sind allgemein bekannt, da sich ja gerade bei diesen Krankheitszuständen die Wasseranwendungen der größten Beliebtheit und Anerkennung erfreuen. Die Wirkung von Temperaturreizen auf das zentrale und periphere Nervensystem sind besonders charakteristisch. So werden z. B. die peripheren sensiblen Nerven durch extreme Kältewirkung, wie durch Chloräthylspray, so sehr in ihrer Leitfähigkeit herabgesetzt, daß im Bereiche der betroffenen Nerven Anästhesie entsteht. Die häufig schmerzstillende Wirkung von Kälteapplikationen, insbesondere von Eisumschlägen, findet darin ihre Erklärung. Aber auch längerdauernde Hitzeanwendungen wirken häufig schmerzstillend. Dabei ist zu beachten, daß bei verschiedenen Menschen entweder die Kälte oder die Hitze hinsichtlich der schmerzstillenden Wirkung vorgezogen wird. Krampfartige Schmerzen werden aber meistens nur durch Wärme günstig beeinflußt. Die Schmerzstillung durch Wärme findet in ihrer Hyperämiewirkung ihre Erklärung, denn nach den Untersuchungen von Bier, welcher zeigen konnte, daß die durch Stauung bewirkte Hyperämie schmerzstillend wirkt, muß die schmerzstillende Wirkung der Wärmeapplikation vor allem in der dadurch herbeigeführten Hyperämie ihre Ursache haben.

Abgesehen von den eben beschriebenen schmerzstillenden Wirkungen lokal einwirkender Kälte- oder Wärmeprozeduren sind unzweifelhaft Einwirkungen auf das Zentralnervensystem bei allgemeinen Wasseranwendungen feststellbar. Hiebei ist die beruhigende Wirkung leicht erregender kalter Prozeduren mit reaktiver Erwärmung, wie z. B. kühle Packungen, sowie protrahierte indifferente Bäder unverkennbar. Energische Kälteapplikationen hingegen wirken erregend und finden daher insbesondere bei Ohnmachtsanfällen, bei benommenem Sensorium u. dgl. Anwendung.

III. Hydrotherapeutische Methoden

Bei der Besprechung der hydrotherapeutischen Methoden sollen dem Titel dieses Büchleins entsprechend nur diejenigen erörtert werden, welche im Hause des Kranken angewendet werden können. Dabei muß natürlich auch darauf Rücksicht genommen werden, daß leider in der überwiegenden Mehrzahl der Wohnungen sowohl in den Städten als insbesondere auf dem flachen Lande keine Badezimmer zur Verfügung stehen. Dort, wo Badezimmer vorhanden sind, werden die im Hause des Kranken anwendbaren Wasserprozeduren den in Krankenanstalten gegebenen Möglichkeiten nicht viel nachstehen.

Von allgemeinen Regeln ist sowohl bei kalten als auch heißen hydrotherapeutischen Prozeduren vor allem zu beachten, daß für Kühlung des Kopfes zu sorgen ist, da sonst Kongestionen, Kopfschmerz, Schwindelgefühl, ja sogar Ohnmachtsanfälle auftreten können. Die Kühlung geschieht in der Weise, daß vor der anzuwendenden Applikation Gesicht und Kopf mit brunnenkaltem Wasser gewaschen werden; zweckmäßig ist auch das Aufsetzen einer in kaltes Wasser getauchten Haube. Bei Frauen mit langem Kopfhaar wird sich an die kalte Waschung des Gesichtes das Auflegen eines in kaltes Wasser getauchten Tuches auf die Stirne zur Kopfkühlung anschließen. Bei heißen längerdauernden Prozeduren muß die Kopfkühlung wiederholt erneuert werden.

Eine weitere allgemeine Regel ist, daß der Raum, in welchem Wasseranwendungen durchgeführt werden, warm sein soll, d. h. eine Zimmertemperatur von 20^0 C (16^0 R) nicht unterschreiten soll.

Weiters muß man sich merken, daß nach allen warmen Prozeduren, besonders aber dann, wenn der Patient unmittelbar nachher bei kühlerem Wetter auf die Gasse geht, eine kalte Abwaschung des Körpers vorzunehmen ist, und zwar selbst dann, wenn die warme oder heiße Prozedur nur lokal angewendet wird.

A. Wasseranwendungen in Wohnungen ohne Badezimmer

1. Umschläge

Die Umschläge werden kalt, warm oder heiß aufgelegt. Hiebei sollen die kalten Umschläge entweder wirklich kühlend wirken oder aber es sollen auch die kalten Umschläge nach kurzem Kältereiz einen erwärmenden oder, wie auch gesagt wird, erregenden Einfluß ausüben. Kalte oder heiße Umschläge, deren Wirksamkeit nur durch die Temperatur im Moment der Applikation gegeben ist, müssen selbstverständlich so häufig als möglich gewechselt werden. Da der Wärmeträger das kalte oder heiße Wasser ist, so wird man zweckmäßigerweise das für den Umschlag verwendete Tuch nur schwach auswinden. Die kalten Umschläge zu bedecken, erscheint eigentlich nicht zweckmäßig, denn ihre Erwärmung erfolgt hauptsächlich durch die Körperwärme und weniger durch die Temperatur im Zimmer. Im Gegenteil scheint mir der nicht mit einem trockenen Tuch bedeckte kalte Umschlag durch die entstehende Verdunstungskälte länger kühlend zu wirken. Wenn man trotz dieser Überlegung auch die kalten Umschläge mit einem trockenen Tuch bedeckt, so geschieht dies nur, um das Bett des Kranken nicht zu durchnässen.

Hingegen ist es notwendig, heiße Umschläge zum Schutz gegen Wärmeabgabe nach außen mit trockenen Stoffen, am besten Flanell, zu bedecken.

Kalte und heiße Umschläge werden erneuert, sobald sie sich erwärmt oder abgekühlt haben. Hingegen werden die sogenannten erregenden Umschläge, auch Prießnitzsche Umschläge genannt, erst entfernt oder gewechselt, sobald sie trocken geworden sind.

Erregende kalte Umschläge müssen nach kurzer Zeit ein angenehmes Wärmegefühl auslösen. Tritt statt dessen Frostgefühl auf, so ist dies ein Zeichen einer schlechten Reaktion des Patienten. Eine gute Reaktion kann in solchen Fällen erzielt werden, wenn man entweder das zum Umschlag verwendete Wasser möglichst kalt nimmt, weil auf eine stärkere primäre Gefäßverengerung auch meistens eine stärkere sekundäre Gefäßerweiterung folgt. Oder man kann eine günstige Reaktion auch dadurch erzielen, daß man vor dem Anlegen des Umschlages die Haut trocken oder mit kaltem Wasser bis zum Auftreten einer Hautrötung abreibt. Jedenfalls muß davor gewarnt werden, erregende Umschläge, welche länger liegen bleiben sollen, lauwarm oder gar körperwarm zu applizieren; man erreicht damit nur, daß die sekundäre gefäßerweiternde Reaktion sicherlich ausbleibt, keine Hauterwärmung eintritt und schließlich der Patient von einem unangenehmen Frösteln befallen wird. Wenn trotz Anwendung kälteren Wassers oder Reibens der Haut nach Anlegung eines Prießnitzschen Umschlages Frösteln eintritt, kann man versuchen, über den nassen Umschlag einen wasserundurchlässigen Stoff, wie z. B. Billrothbattist oder Mosettigbattist, zu legen. Hingegen ist bei allen übrigen Arten der Umschläge die Umhüllung mit impermeablen Stoffen weder notwendig noch zweckmäßig. Zu Umschlägen wird am besten mehrfach zusammengelegtes Leinen verwendet, während das zum Bedecken des Umschlages notwendige Material aus Flanell oder nicht zu dickem Frottierstoff zu bestehen hat. Hiebei ist zu beachten, daß die Umschlagsdecke den eigentlichen

Umschlag immer um einige Zentimeter überragen soll. Die Umschläge werden je nach der Körperregion zu bezeichnen sein und sie sollen in der Reihenfolge der Häufigkeit ihrer Anwendung erwähnt werden:

a) **Brustumschlag.** Der feuchte Umschlag, etwa in der Länge eines Handtuches, wird so um den Brustkorb gewickelt, daß das obere Ende des Umschlages, der obere Rand, unter die Achselhöhlen reicht, während der untere Rand die unteren Rippenbogen überdeckt. Das Anlegen des Umschlages muß rasch erfolgen. Handelt es sich um Kranke, denen auch ein kurzes Aufsitzen im Bette beschwerlich ist, so wird man die Anlegung des Umschlages zweckmäßig in der Weise durchführen, daß man das feuchte Leinen ausgebreitet auf den umhüllenden Flanell legt. Der Patient wird dann nur ganz kurze Zeit etwas gehoben, der Umschlag unter seinem Rücken durchgezogen, so daß auf der einen Seite ein etwas breiteres Stück der Tücher hervorragt als auf der anderen Seite. Nun wird zunächst das schmale Ende des feuchten Tuches über die Brust gelegt, dann darüber das breitere und der etwa über die Seitenteile des Rumpfes herabhängende Teil sorgfältig und ohne Falten unter den Rücken geschoben. In analoger Weise wird dann der trockene Flanell umgelegt und nötigenfalls mit Sicherheitsnadeln fixiert. Bei Patienten, die bei Anlegung des Umschlages frösteln oder sich vor der Kälte des Umschlages fürchten, kann man unmittelbar vor der Umwickelung die Brust und den Rücken mit einem in kaltes Wasser, dem auch etwas Franzbranntwein zugesetzt werden kann, getauchten und leicht ausgewundenen Tuche abreiben.

b) **Kreuzbinde.** Der Brustumschlag kann auch kreuzförmig so angelegt werden, daß er über beide Schultern geführt wird, wodurch auch die Lungenspitzen in seinen Wirkungsbereich fallen. Für diesen Zweck reicht meistens ein Handtuch bei Erwachsenen nicht aus, weshalb man zwei oder drei mit den Schmalseiten aneinandernäht. Diese Tücher werden in nassem Zustand wie eine Binde zusammengerollt und so um den Körper gelegt, daß man am besten vorne von der rechten Achselhöhle über die linke Schulter, von hier über den Rücken zur rechten Achselhöhle zurückkehrt (Abbildung 1). Dann geht man über die Brust zur linken Achselhöhle, von hier über den Rücken zur rechten Schulter und über die Brust zur linken Körperseite (Abbildung 2). Der feuchte Umschlag wird sodann mit einem Frottierhandtuch lediglich zirkulär um den Brustkorb umhüllt. Zur Bedeckung der über der Schulter liegenden feuchten Teile des Umschlages wird ein zweites Frottierhandtuch wie ein Schal umgelegt.

c) **Bauchumschlag.** Der Bauchumschlag wird in gleicher Weise wie der Brustumschlag, jedoch so angelegt, daß der obere Rand etwas über die Zwerchfellhöhe reicht, während der untere Rand die Symphyse bedeckt; dadurch liegen alle Bauchorgane in dem Bereiche dieses Umschlages.

d) **Halsumschlag.** Man nimmt ein Leinentuch in der ungefähr doppelten Länge des Halsumfanges, also etwa 70 bis 90 Zentimeter

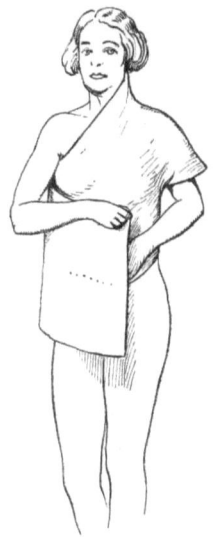
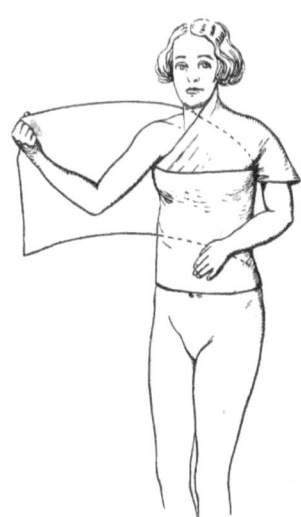

Abbildung 1. Kreuzbinde (1. Stadium)   Abbildung 2. Kreuzbinde (2. Stadium)

lang und ungefähr dreimal so breit als die Halshöhe. Nach guter Durchfeuchtung des Leinens wird es der Breite nach dreimal zusammengefaltet und hierauf zweimal um den Hals gewickelt. Die Bedeckung geschieht auch hier mit einem Flanell- oder Frottierstoff von entsprechender Breite.

e) **Kopfumschlag.** Die einfachste und bequemste Form des Kopfumschlages ist eine aus Leinen hergestellte Kopfkappe, welche nach entsprechender Durchfeuchtung über den Kopf gestülpt und mit einem trockenen Tuch bedeckt wird. In Ermanglung einer Kopfkappe wird man am bequemsten ein Handtuch so um den Kopf schlingen, daß der Hinterkopf in die Mitte des Handtuches gelagert wird. Die obere Breitseite des Tuches wird über die Scheitel gelegt und schließlich werden die beiden Handtuchenden vorne über die Stirn gebreitet.

f) **Anal- und Genitalumschläge.** Ein zirka 15 Zentimeter breites, 20 bis 30 Zentimeter langes Leinentuch oder ein entsprechend zusammengelegtes Sacktuch wird über Analgegend, Damm oder Genitalgegend gelegt, mit einem entsprechenden Stück Frottiertuch bedeckt und schließlich mit einem dreieckigen Tuch befestigt. Als dreieckiges Tuch kann man zweckmäßig eine größere Serviette verwenden. Sie wird einmal zum Dreieck gefaltet und so unter den Patienten geschoben, daß die Spitze des Dreiecks zwischen den Beinen des Patienten liegt. Die beiden oberen Zipfel werden über dem Bauch gebunden (ist die Serviette zu kurz, so näht man entsprechend lange Bändchen an), der untere Zipfel wird über dem Umschlag nach oben gelegt und an dem Querstück befestigt.

g) **Kleine Umschläge.** Die Applikation von Umschlägen auf kleine umgrenzte Körperpartien, wie etwa auf die Wange, das Ohr, das Auge, auf die Gallenblasengegend, Blasengegend, Blinddarmgegend u. dgl., kann sinngemäß durch ein nasses Leinentuch entsprechender Größe und bedeckt mit einem Flanell- oder Frottiertuch erfolgen.

Eine besondere Art kalter Umschläge für Gelenke sind die von Winternitz angegebenen **Longettenverbände**: Man nimmt Leinenstreifen von zirka 5 Zentimeter Breite und von solcher Länge, daß das betreffende Gelenk damit einmal umschlungen werden kann. Mehrere derartiger Leinenstreifen werden in kaltes Wasser eingetaucht, nur schwach ausgewrungen und nun dachziegelartig übereinander über das Gelenk gelegt. Sobald sich der Longettenverband erwärmt hat, wird er dadurch abgekühlt, daß man ihn durch Ausdrücken eines in kaltes Wasser getauchten Schwammes oder Tuches berieselt.

Da es auch bei lokalen Umschlägen anderer Art häufig darauf ankommt, stärkere Kälte- oder Hitzewirkung durch längere Zeit einwirken zu lassen, so kann man bei kalten Umschlägen eine andauernde Kältewirkung durch Auflegen eines in Apotheken und Drogerien erhältlichen Gummibeutels erzielen, den man mit Eis gefüllt auf den feuchten Umschlag legt. Will man keine feuchte Kälte einwirken lassen, so wird der Eisbeutel auf ein trockenes Tuch gelegt. Zur andauernden Wärmewirkung verwendet man Gummibeutel, welche mit heißem Wasser gefüllt und auf den feuchten Umschlag gelegt werden. Für trockene heiße Applikationen wird man dort, wo Elektrizität zur Verfügung steht, am besten elektrische Heizkissen verwenden, welche in verschiedenen Größen überall erhältlich sind. Elektrische Heizkissen dürfen nur dann auf feuchte Umschläge gelegt werden, wenn die Zuleitungsdrähte und die Heizdrähte vollständig in Gummi eingelegt sind. Es ist jedoch auch dann nicht ratsam, den Patienten bei Anwendung feuchter Umschläge gleichzeitig mit einem elektrischen Heizkissen hantieren zu lassen, da selbst bei einem vollständig mit Gummi überzogenen Kissen, insbesondere dann, wenn es längere Zeit bereits in Verwendung stand, die Gummiisolierung schadhaft sein könnte, wodurch der Patient unter Umständen einem elektrischen Unfall ausgesetzt wäre. Bei dieser Gelegenheit sei auch auf die Möglichkeit eines elektrischen Unfalles hingewiesen, wenn bei Benützung eines etwa schadhaften elektrischen Termophors der Patient mittels Kopfhörers an das Radio angeschlossen ist. Die elektrischen Heizkissen sind außerdem keineswegs wohlfeil und man wird daher in den meisten Fällen als Wärmeträger die altbewährten Leinsamensäckchen verwenden. Das aus Leinen hergestellte Säckchen von entsprechender Größe wird mit Leinsamen gefüllt und zugenäht. Das Säckchen samt Inhalt wird in heißem Wasser entsprechend temperiert und über dem feuchten oder trockenen Umschlag befestigt. Es ist auch gut, ein zweites Säckchen gleicher Größe stets vorrätig zu halten, um nach dem Erkalten des einen Säckchens gleich das andere, inzwischen erwärmte Säckchen auflegen zu können. Zur Verwendung trockener Wärme für umschriebene Körperstellen sind die mit essigsaurem Natron gefüllten Thermophore in der Wirkung sehr angenehm. Das in diesen Thermophoren befindliche Salz verflüssigt sich durch Eintauchen des Thermophors in heißes Wasser. Sobald das Salz im Thermophor vollständig verflüssigt ist, legt man ihn auf den Körper auf; nunmehr kristallisiert das Salz im Thermophor wieder langsam aus, wodurch allmählich Wärme abgegeben wird. Diese Thermophore aber sind relativ kostspielig und von geringer Haltbarkeit.

Wo es darauf ankommt, den feuchten Umschlag in einer bestimmten Temperatur dauernd gleichmäßig kühl oder warm zu erhalten, verwendet man die sogenannten Kühlschläuche; am meisten verbreitet sind die Kopfkühlschläuche und die Herzkühlschläuche. Die Kopfkühlschläuche stellen eine der Kopfform angepaßte Kappe dar, auf welche der Schlauch ringförmig befestigt ist; die Herzkühlschläuche können wegen ihrer flachen Form auch für andere Körperteile verwendet werden. Die käuflichen Kühlschläuche sind aus Aluminium- oder Bleiröhren oder einfach aus

Gummischläuchen hergestellt und sind relativ teuer. In der häuslichen Praxis kann man sich diese Kühlschläuche sehr einfach und

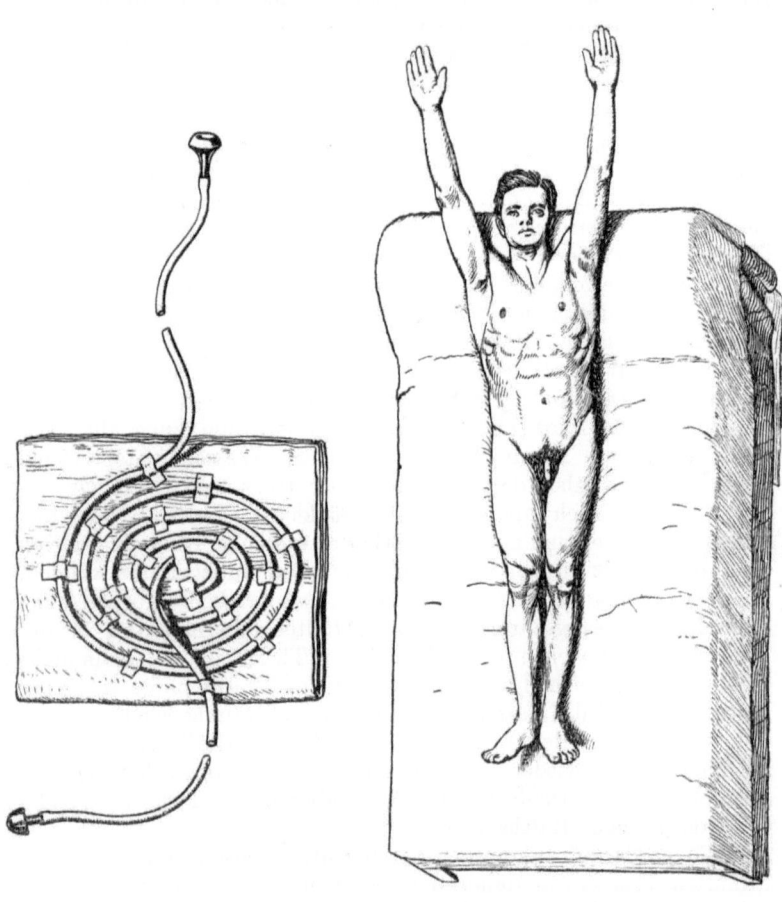

Abbildung 3.
Kühlschlauch

Abbildung 4. Vor der feuchten
Einpackung

mit geringen Kosten selbst anfertigen. Ein Gummischlauch von entsprechender Länge wird in mehrfachen Windungen am besten auf Flanell aufgelegt und daselbst mit Heftpflasterstreifen (Leukoplast) aufgeklebt (Abbildung 3). Die Verwendung des Kühlschlauches erfolgt in der Weise, daß das eine Ende, an welches eine Bleiolive gesteckt wird, in einen mit Wasser von entsprechender Temperatur gefüllten, erhöht stehenden Kübel hineingehängt wird, während das andere Ende in ein am Fußboden stehendes Gefäß hinabhängt. Das am Boden stehende Gefäß darf nicht kleiner sein als der obere Kübel, da sonst das abfließende Wasser übergehen würde. Der Kühlschlauch selbst liegt auf der zu behandelnden Körperstelle. Sobald das Wasser abgeflossen ist, wechselt man die Gefäße, nachdem das Wasser durch Zusatz von Eis auf die gleiche Anfangstemperatur gebracht wurde. Die Kühlschläuche können sinngemäß natürlich auch als Wärmeschläuche unter Verwendung entsprechend erwärmten Wassers gebraucht werden.

2. Einpackungen

a) Feuchte Einpackungen. Auf ein Bett oder Sofa, welches so zu stellen ist, daß beide Längsseiten direkt zugänglich sind, wird eine wollene Bettdecke oder ein Kotzen in der Art gebreitet, daß auf die eine Seite ein schmäleres Stück herabhängt als auf die andere, darüber kommt ein in brunnenkaltes Wasser getauchtes und gut ausgewrungenes Leintuch. Der Patient wird so auf das nasse Leintuch gelegt, daß dessen oberer Rand über die Schultern und den Nacken reicht. (Abbildung 4.) Hierauf hebt der Patient die Arme hoch und die schmälere Seite des Leintuches wird über seinen Körper gebreitet, der Rand unter den Rücken und um das eine Bein geschoben. Hierauf werden die Arme an den Körper angelegt und der andere Teil des Leintuches um den Körper und die Beine gebreitet oder unter den Rücken geschoben (Abbildung 5). Faltenbildung muß vermieden werden, da der Patient in einer derartigen Packung für längere Zeit belassen wird. Das untere, über die Füße überhängende Stück des Leintuches wird unter die Füße geschoben (Abbildung 6). In ähnlicher Weise wird die wollene Decke über den Patienten gelegt, wobei darauf zu achten ist, daß der Abschluß am Hals möglichst vollkommen ist; um dies zu erreichen und um ein unangenehmes Scheuern der Wolldecke an Kinn und Hals zu vermeiden, wird noch ein zur Hälfte zusammengelegtes Leintuch um den Patienten gewickelt (Abbildung 7); zweckmäßigerweise kann man auch bloß eine Serviette zwischen Hals und Decke legen.

Die feuchte Packung kann nach Sebastian Kneipp in einfacherer Weise auch folgendermaßen durchgeführt werden: Man nimmt statt eines nassen Leintuches ein möglichst langes Herrenhemd. Dieses wird in kaltes Wasser getaucht, gut ausgewrungen und dann vom Patienten angezogen. Mit diesem „nassen Hemd" bekleidet, legt sich der

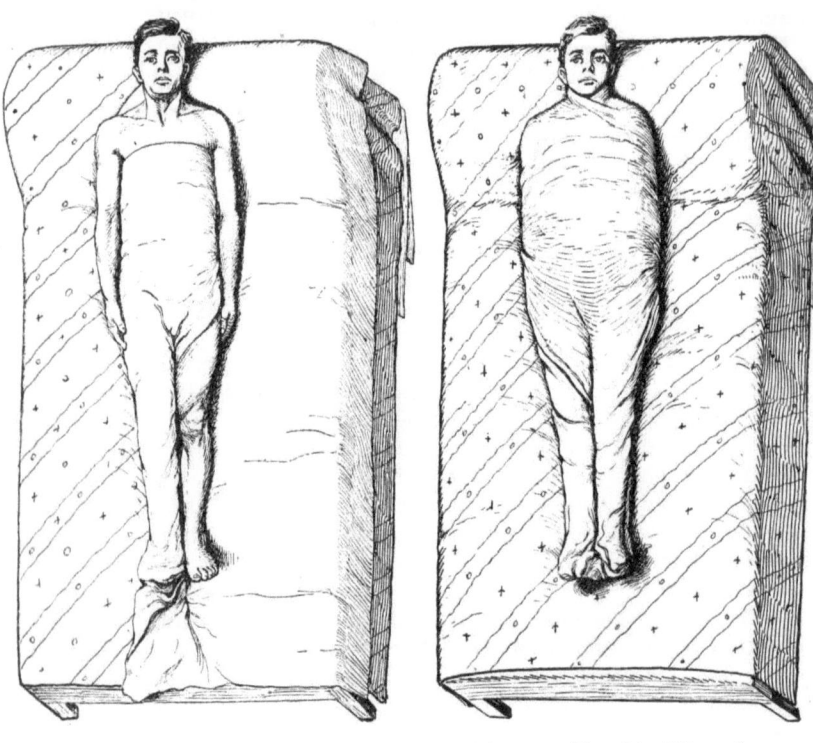

Abbildung 5. Feuchte Einpackung (1. Stadium) Abbildung 6. Feuchte Einpackung (2. Stadium)

Patient auf einen Kotzen oder eine Wolldecke und wird darin, wie vorher beschrieben, eingewickelt.

Die Wirkung der Packung hängt von ihrer Dauer ab:

Stark wärmeentziehend ist sie nur dann, wenn sie alle 20 bis 30 Minuten erneuert wird.

Beruhigend wirkt sie bei einer Dauer von $^3/_4$ bis 1 Stunde.

Diaphoretisch wirkt sie bei einer Dauer von 2 Stunden und darüber. Die diaphoretische Wirkung tritt durch Wärmestauung ein, da durch die dauernde Packung die Wärmeabgabe behindert wird, wodurch es meistens zu heftigen Schweißausbrüchen kommt. Der Schweißausbruch wird durch Zufuhr heißer Getränke befördert und gesteigert.

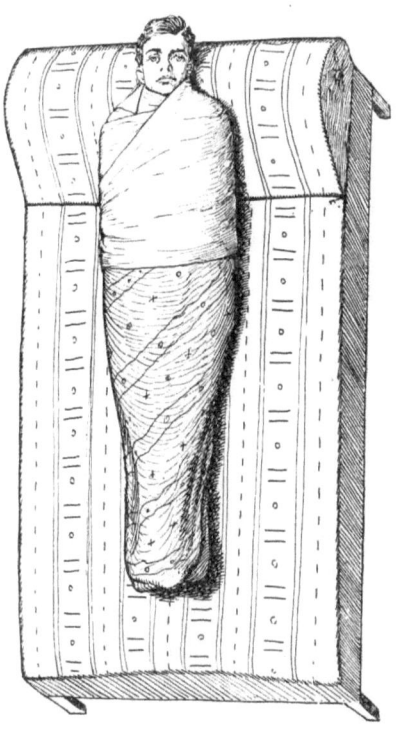

Abbildung 7. Feuchte Einpackung (3. Stadium)

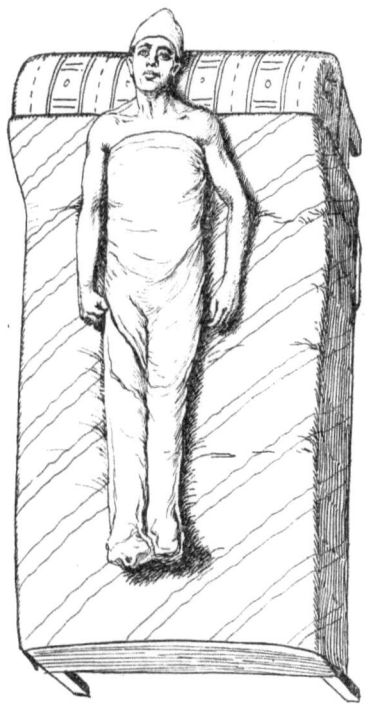

Abbildung. 8. Dreiviertelpackung

Am Schluß einer wärmeentziehenden Packung ist der Patient trocken zu frottieren, während nach einer beruhigenden und nach einer diaphoretischen Packung zuerst eine kühle Waschung anzuschließen ist und erst nach dieser die Trockenfrottierung zu erfolgen hat.

b) Trockene Einpackung. Statt der feuchten Einpackung kann zur Erzielung einer diaphoretischen Wirkung auch eine trockene Einpackung vorgenommen werden. Die Methodik der Wicklung ist dieselbe wie bei der feuchten Packung, nur daß statt eines nassen

Leintuches ein trockenes Verwendung findet. Heiße Getränke, am besten Lindenblütentee, sind zur Erzielung einer energischen Schwitzwirkung bei einer trockenen Packung meist unerläßlich.

c) **Dreiviertelpackung.** Die Dreiviertelpackung unterscheidet sich von den im vorhergehenden beschriebenen Packungen nur dadurch, daß sie nur bis unter die Achselhöhle reicht unter Freilassung der Arme (Abbildung 8). Man wendet die Dreiviertelpackung statt der Ganzpackung bei solchen Patienten an, welche die Ganzpackung ängstlich oder nervös macht. Dieses Ängstlichwerden in der Ganzpackung hat aber meistens nur darin seinen Grund, daß sich der Patient durch Miteinpackung der Arme nicht leicht allein aus der Wicklung befreien kann. Diese Ängstlichkeit wird dem Patienten genommen, wenn eine Bedienungsperson bei ihm ständig im Zimmer bleibt, so daß er die Gewißheit hat, sofort von der Packung befreit werden zu können, wenn sie ihm aus irgendeinem Grunde unangenehm wird. Ein Gefühl der Beruhigung erhält ein derartiger Patient auch meistens dadurch, daß man ihm in die eine Hand den Klingeltaster einer elektrischen Klingelleitung in der Weise miteinpackt, so daß er ihn sicher benützen kann, um eine Person zum Abnehmen der Packung herbeizurufen. Ist keine elektrische Klingelleitung in dem betreffenden Haushalt vorhanden oder kann sich die Hilfsperson nicht dauernd in unmittelbarer Rufnähe des Eingepackten aufhalten, so wird man auf jeden Fall die Dreiviertelpackung der Ganzpackung vorziehen.

3. Abreibungen

a) **Teilabreibungen.** Zwei Waschbecken oder zwei sonstige geeignete Gefäße werden mit brunnenkaltem Wasser gefüllt und in jedes ein Handtuch gelegt. Der Patient wird vor der Teilabreibung am besten für einige Zeit in eine trockene Packung gewickelt. Zur Durchführung der Teilabreibung wird zunächst der eine Arm aus der Packung herausgestreckt und mit einem der beiden vorbereiteten Handtücher, welche nur schwach ausgewrungen werden, umhüllt. Während eine Hilfsperson das Handtuch am oberen und unteren Ende festhält, wird von einer zweiten Person über dem Tuche der darunter liegende Arm durch kräftiges Darüberstreichen so lange gerieben, bis sich für den Massierenden das Tuch warm anfühlt. Wenn keine zweite Hilfsperson zur Stelle ist, wird das obere Ende des Handtuches mit der linken Hand des Massierenden oder vom Patienten selbst über der Achsel (Abbildung 9) festgehalten, während das untere Ende von dem Patienten selbst festgehalten wird. Nach der Abreibung wird das nasse Handtuch abgenommen, der Arm mit einem Frottiertuch trockengewischt und zugedeckt. Das Handtuch wird in das Becken mit dem kalten Wasser zurückgebracht, während für den anderen Arm das inzwischen gut durchfeuchtete und gekühlte Tuch aus dem anderen Waschbecken genommen wird. Nach der Teilabreibung der Arme wird Brust und Rücken in der aus Abbildung 10 ersichtlichen

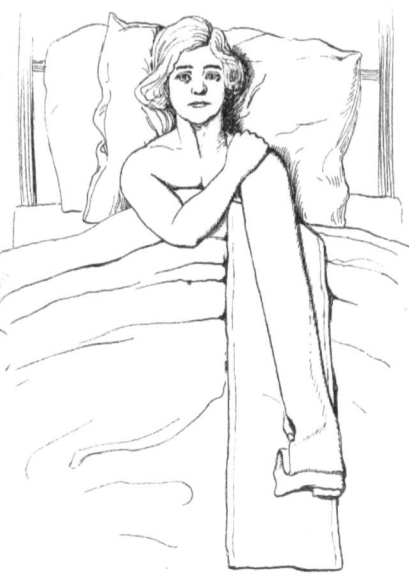

Abbildung 9.
Teilabreibung der Arme

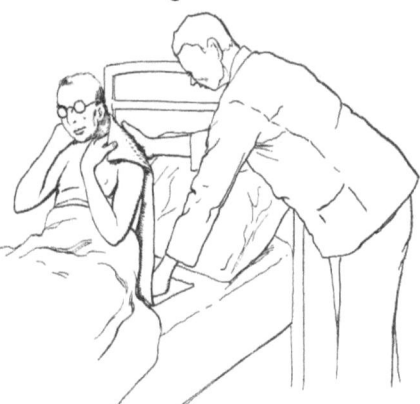

Abbildung 10.
Teilabreibung des Rückens

Form abgerieben und schließlich werden die Beine in analoger Weise wie früher die Arme behandelt. Es ist zu beachten, daß die bereits behandelten Körperteile sofort wieder sorgfältig zu bedecken sind.

Statt der Teilabreibung kann auch eine Teilwaschung in ähnlicher Weise vorgenommen werden. Dabei werden aber keine nassen Tücher aufgelegt, sondern die Waschung und Abreibung wird am besten mit einem Waschlappen aus Frottierstoff oder Wolle durchgeführt.

b) Ganzabreibung. Energischer wirkend, aber nur am nichtbettlägerigen Patienten durchführbar ist die Ganzabreibung. Der Patient steht nackt mit erhobenen Armen, und es wird ein nasses Leintuch, das in kaltes Wasser oder bei empfindlichen Patienten in

Wasser von 20 bis 15⁰ C getaucht wurde, ähnlich wie bei der feuchten Packung, um den Patienten gelegt: Beide Arme hoch und Anlegen des Tuches von der rechten Seite beginnend zur linken Seite, hierauf Anlegen der Arme an den Körper und Umwicklung des Leintuches

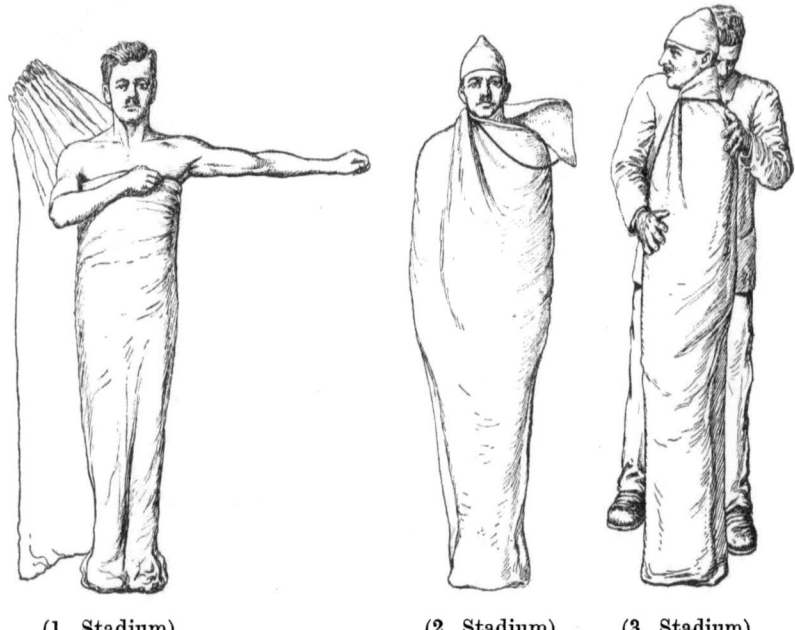

(1. Stadium)   (2. Stadium)   (3. Stadium)
Abbildungen 11, 12, 13. Ganzabreibung

um Brust und Rücken (Abbildung 11 und 12). Dieses Umlegen muß möglichst rasch erfolgen. Darauf wird mit beiden Händen gleichzeitig zunächst Brust und Rücken (Abbildung 13), dann die Arme und schließlich die Beine kräftig abgerieben, bis der Patient ein angenehmes Wärmegefühl hat und das feuchte Tuch sich auch äußerlich warm anfühlt. Darauf wird das Leintuch möglichst rasch entfernt und der Patient am besten in einen Bademantel aus Frottierstoff oder in Ermanglung dessen in ein trockenes Leintuch gehüllt und gut trockengerieben. Soll mit der Abreibung eine stärkere Wärmeentziehung erreicht werden, so kann man den eingepackten Patienten mit kaltem Wasser am besten aus einer Gießkanne übergießen, worauf wieder fest abgerieben wird. Dieses Übergießen kann zwei- bis dreimal wiederholt werden. Die mit Übergießungen kombinierte Abreibung wird auch Lackenbad genannt.

4. Übergießungen

Die eben erwähnten Übergießungen in Kombination mit einer Ganzabreibung können auch für sich allein zur Anwendung kommen und sind immer dort zweckmäßig, wo die Kältewirkung des Wassers mit einer mechanischen Wirkung des fließenden Wassers verbunden werden soll. Die Übergießungen wurden besonders von Kneipp empfohlen. Die Temperatur des dazu verwendeten Wassers ist bei gesunden und kräftigen Personen brunnenkalt, während man bei schwächlichen und insbesondere wenig abgehärteten Menschen zunächst Wasser von 20^0 C anwendet, um erst allmählich bei den folgenden Prozeduren auf 15^0 C und schließlich auf noch niedrigere Temperaturen herunterzugehen. Zur Durchführung der Güsse stellt sich der Patient am besten in ein Wäscheschaff, welches ja meistens auch in kleineren Haushaltungen vorrätig ist. Die Übergießung wird mit einer Gießkanne ohne Brause vorgenommen. In Wohnungen, in welchen ein Badezimmer mit Duschen zur Verfügung steht, wird man statt der Übergießungen Duschen in der gleichen Weise vornehmen, wie im folgenden besprochen wird. In Wohnungen, wo zwar kein Badezimmer, aber eine Wasserleitung vorhanden ist, können die Güsse mittels eines an die Wasserleitung angeschlossenen Gummischlauches durchgeführt werden. Diese Duschen und Güsse aus Wasserleitungen haben wegen ihres höheren Wasserdruckes selbstverständlich eine stärkere mechanische Wirkung als Güsse aus Gießkannen.

a) Ganzguß. Der Ganzguß wird in der Weise durchgeführt, daß man mit drei bis vier Gießkannen in starkem Strahl Rücken, Brust, Bauch, besonders die Magengegend, begießt. Bei trägerer Hautreaktion, welche sich normalerweise schon nach der ersten Kanne einstellen soll, reibt man die Rückenhaut tüchtig, während sich der Patient die Brusthaut am besten selber reibt. Erst nach dem Auftreten der Rötung der Haut sind die weiteren Übergießungen durchzuführen. Das Wasser soll bei der Übergießung möglichst gleichmäßig über den betreffenden Körperteil fließen. Die Fallhöhe des Wassers ist bei träger Hautreaktion größer zu wählen, weil der gesteigerte mechanische Reiz auch die Reaktionsfähigkeit der Haut fördert.

b) **Knieguß.** Der auf einem Sessel mit entblößten Beinen sitzende Patient stellt seine Füße in ein Waschbecken. Der Guß aus der Gießkanne soll dann, am Knie beginnend, den ganzen Unterschenkel umspülen.

c) **Schenkelguß.** Beim Schenkelguß steht der Patient in einem Waschschaff und der Guß erstreckt sich vorne und hinten, über der Mitte des Oberschenkels beginnend, bis über den Unterschenkel.

d) **Unterleibsguß.** Übergießung von Kreuz-, Lendengegend und Bauch.

e) **Rückenguß.** Der Rückenguß wird wie beim Ganzguß durchgeführt.

f) **Brustguß.** Auch dieser wird wie beim Ganzguß vorgenommen. Nach allen Güssen ist die Haut gut trocken zu frottieren.

g) **Fließende Rückenwaschung.** In Wohnungen, wo eine Wasserleitung zur Verfügung steht, kann man die von Winternitz empfohlene fließende Rückenwaschung durchführen. Dem auf einem Schemel sitzenden Patienten wird der Wasserleitungsschlauch so an den Nacken angesetzt, daß das Wasser in breitem Strahl über den Rücken längs der Wirbelsäule herunterrinnt. Die Dauer dieser Behandlung darf nicht länger als eine Minute sein und muß unter gleichzeitigem Frottieren des Rückens erfolgen.

5. Dampfbäder

Dampfbäder lassen sich nach den von Kneipp angegebenen Methoden auch in Privatwohnungen improvisieren.

a) **Allgemeine Dampfbäder** (nach meiner Modifikation). Der vollkommen entkleidete Patient setzt sich auf einen Sessel, dessen Sitzfläche entweder aus Rohrgeflecht oder aus einzelnen Stäben besteht, wie sie z. B. bei Gartensesseln angeordnet sind. Nun wird der Patient mit einer Kühlhaube versehen und so mit einem Kotzen zugedeckt, daß der Kotzen möglichst bis auf den Boden reicht. Ein mit einem Deckel verschließbares Holzgefäß, welches unter den Sessel geschoben werden kann, wird nahe bis zum Rand mit kochendem Wasser gefüllt und mit dem Deckel verschlossen von der Feuerungsstelle herangebracht. Nach Emporheben des Kotzens wird das Gefäß unter den Sessel geschoben, der Deckel des Gefäßes entfernt und nun rasch der Kotzen herabgelassen. In einem solchen Dampfbad kann der Patient 10 bis 20 Minuten verbleiben, wobei sich eine starke, schweißtreibende Wirkung einstellt. Will man die

Dampfbildung verstärken, so macht man einen alten Bügeleisenstahl glühend und steckt ihn in den Wasserbehälter. Dadurch kommt es allerdings nur für kurze Zeit zu einer intensiven Dampfbildung. Nach dem Dampfbad erfolgt eine kalte Prozedur, am besten Vollguß oder kalte Waschung mit nachfolgendem Trockenfrottieren.

b) Dampfbad für die Beine und den Unterleib. Der mit entblößten Beinen und Unterkörper sitzende Patient wird mit einer Decke so eingehüllt, daß sich die Beine in einem gut abgeschlossenen Raum befinden. Als Gefäß für das kochende Wasser wird ein niedriges Holzschaff verwendet, welches so groß sein muß, daß ein einfacher hölzerner Fußschemel, wie er in jedem Haushaltungsgeschäft leicht erhältlich ist, darin Platz hat. Das Schaff, in dem sich dieser Holzschemel befindet, wird mit kochendem Wasser bis handbreit unter dem Schemelrand gefüllt, hierauf unter den Kotzen gebracht und die Füße des Patienten auf den Schemel gestellt. Selbstverständlich muß man dabei die Vorsicht gebrauchen, die notwendig ist, daß der Patient nicht mit den Füßen in das kochende Wasser eintaucht.

c) Gesichtsdampfbad (nach meiner Modifikation). Ein Waschbecken wird mit kochendem Wasser gefüllt auf einen Tisch gestellt; der Patient setzt sich an den Tisch, neigt das Gesicht über das Becken; um den Dampf auf das Gesicht zu konzentrieren, setzt der Patient eine Kopfhaube auf, an deren vorderen Rand ein breites Frottierhandtuch mit Sicherheitsnadeln befestigt ist; der untere Rand des Handtuches wird um den Rand des Waschbeckens herumgelegt.

d) Dampfbad für die Anal- und Genitalgegend. Dieses wird am besten unter Benützung eines Zimmerklosetts durchgeführt, in dessen Topf das kochende Wasser eingefüllt wird.

Auch nach Teildampfbädern sollen kühle Prozeduren, am besten Waschungen, angeschlossen werden.

6. Teilbäder

In Wohnungen ohne Badezimmer können Teilbäder, wie z. B. Handbäder, Fußbäder und Sitzbäder, durchgeführt werden. Diese Teilbäder werden im nachfolgenden Kapitel noch näher besprochen werden.

B. Hydrotherapie in Wohnungen mit Badezimmer

1. Vollbad

Bei Vollbädern wird die Wanne so weit mit Wasser gefüllt, daß das Wasser dem Patienten bis zum Halse reicht. Die Vollbäder werden zunächst nach der Temperatur unterschieden:
a) **Lauwarme Bäder**, 33 bis 35º C, d. i. 26,5 bis 28º R.
b) **Heiße Bäder**, 38 bis 42º C, d. i. 30 bis 33,5º R.

Temperaturen über 38º C = 30º R dürfen nur in der Weise zur Anwendung gebracht werden, daß der Patient zunächst in ein Bad von dieser Anfangstemperatur steigt und nun allmählich durch Zulaufenlassen von heißem Wasser die Temperatur über 38º C, unter Umständen bis 42º C erhöht wird. Es ist besonders bei heißen Bädern dafür Sorge zu tragen, daß der Kopf des Patienten schon vor dem Einsteigen in das Bad mit einer in kaltes Wasser getauchten Kappe oder Tuch bedeckt wird. Die Dauer eines heißen Bades beträgt 10 bis 20 Minuten.

c) **Kalte Bäder**, 15 bis 10º C, d. i. 12 bis 8º R. Die Dauer eines derartigen Bades ist ganz kurz, und das Bad wird in der Weise verabfolgt, daß der Patient nur für wenige Sekunden in das Wasser eintaucht, weshalb diese Bäder auch **Tauchbäder** genannt werden. Während des Bades muß sich der Badende Brust und Arme selbst kräftig frottieren. Kalte Tauchbäder dürfen nur bei kräftigen Individuen Anwendung finden.

2. Vollbad mit Zusätzen

a) **Aromatische Bäder.** Zu den beliebtesten aromatischen Bädern gehören die **Fichtennadelbäder**. Den dazu notwendigen Fichtennadelextrakt stellt man sich am besten und billigsten selbst her, indem man zirka ½ bis 1 Kilo eines Gemisches von frischen Fichtennadeln, kleinzerschnittenen Fichtenästchen und zerschnittenen, möglichst harzigen Tannenzapfen in zirka 2 bis 4 Liter Wasser eine halbe Stunde lang kochen läßt. Der Absud wird dem Vollbad zugegossen. In der Großstadt, wo diese wohlfeilen Ingredienzien in der Regel schwerer zu beschaffen sind, wird man zu den in Apotheken und Drogerien erhältlichen Fichtennadelextrakten greifen. Nach meinen Erfahrungen ist aber der selbst hergestellte Extrakt den käuflichen Präparaten vorzuziehen.

Ein weiterer beliebter Badezusatz ist der **Kamillenabsud**, wobei zirka 150 bis 200 Gramm große Kamillen in ein Leinensäckchen gegeben und in zirka einem Liter Wasser eine halbe Stunde gekocht werden. Auch hier wird der Absud dem Badewasser zugesetzt. In gleicher Weise werden Abkochungen von Heublumen, Haferstroh und Kräutern verwendet, wie z. B. Gewürznelken, Pfefferminz, Thymian u. dgl. Aromatische Bäder wirken im allgemeinen beruhigend, dem Kamillenbad insbesondere ist eine schlaffördernde Wirkung nicht abzusprechen.

b) Sonstige pflanzliche Zusätze.

α) Eichenrindenbäder (adstringierend wirkend). Sie werden durch Abkochen von 1 bis 3 Kilogramm Eichenrinde in zirka zwei bis fünf Liter Wasser hergestellt. Der Absud wird dem Badewasser zugesetzt. Es ist darauf aufmerksam zu machen, daß Eichenrindenbäder oder sonstige Zusätze, welche Tannin enthalten, in Emailwannen nicht verabfolgt werden sollen, weil dadurch die Wanne braune Flecken erhält, welche nur schwer wieder zu entfernen sind. Holzwannen oder verzinnte Eisenwannen werden nicht beschädigt.

β) Gerberlohebäder. 2 Kilogramm Gerberlohe werden in zirka 5 Liter Wasser abgekocht und der Absud dem Badewasser zugesetzt. Auch dieser Absud macht Emailwannen fleckig.

γ) Kleienbäder (juckreizlindernd). Diese werden durch Abkochen von 1 bis 2 Kilogramm Weizenkleie in zirka 5 Liter Wasser hergestellt. Der Absud wird als Badezusatz verwendet.

δ) Senfmehlbäder (als starker Hautreiz wirksam). Sie werden folgendermaßen bereitet: Zirka 200 Gramm Senfmehl werden in lauwarmem Wasser zu einem dicklichen Brei verrührt, hierauf wird der Brei auf ein Leinenhandtuch gebracht, das Tuch darüber zusammengedreht und dann im Badewasser kräftig ausgequetscht.

c) Mineralische Zusätze.

α) Steinsalzbäder. Sie sind besonders in der Kinderheilkunde beliebt. Für ein Kindervollbad werden 1 bis 2 Kilogramm Steinsalz dem Badewasser zugesetzt, während für ein Vollbad für Erwachsene zirka 3 bis 5 Kilogramm Steinsalz notwendig sind.

β) Solbäder. Für ein Vollbad für Erwachsene werden 2 bis 3 Liter Reichenhaller Mutterlauge oder Ischler Sole als Zusatz verwendet.

γ) Schwefelbäder. Hier sei gleich hervorgehoben, daß Schwefelbäder in Emailwannen oder Holzwannen verabreicht werden dürfen, nicht aber in verzinnten oder sonstigen Metallwannen. Die Schwefelbäder werden durch Auflösen von 100 bis 200 Gramm

Schwefelleber (Kalium sulfuratum) im Badewasser bereitet. Man verwendet als Badezusatz nicht das chemisch reine Kalium sulfuratum, sondern das weitaus billigere Rohprodukt Kalium sulfuratum pro balneo. Es entwickelt sich Schwefelwasserstoff, der wegen des unangenehmen Geruches nach faulen Eiern dem Badenden unangenehm ist, weshalb das Badezimmer gut durchlüftet werden muß. Angenehmer und bequemer ist die Verwendung der Solutio Vlemingkx (250—400 Gramm pro Bad). Es sei weiter darauf aufmerksam gemacht, daß nicht nur metallene Badewannen, sondern auch etwa im Badezimmer befindliche, auch vernickelte Metallgegenstände durch das sich entwickelnde Schwefelwasserstoffgas geschwärzt werden. Um diese Übelstände des Schwefelbades zu vermeiden, verwendet man in neuerer Zeit entweder das kolloidale Schwefelpräparat Sulficol, ein pulveriges Präparat oder das „kolloidale Schwefelbad von Dr. Klopfer (Dresden) oder das ebenfalls flüssige Präparat Thiopinol, eine Verbindung von Schwefel mit Nadelholzöl. Bei diesen Präparaten ist die Schwefelwasserstoffentwicklung wesentlich geringer als bei der Verwendung von Schwefelleber, ohne daß diese Präparate in ihrer Wirkung zurückstehen. Man nahm wohl früher an, daß ein wesentlicher Faktor der Wirkung der Schwefelbäder die dabei stattfindende Inhalation von Schwefelwasserstoff sei. Dies scheint jedoch nicht der Fall zu sein, sondern es dürfte eine perkutane Einwirkung des im Badewasser enthaltenen Schwefels tatsächlich erfolgen. Diese Tatsache wurde in neuester Zeit von Malliwa experimentell nachgewiesen, welcher zeigen konnte, daß subkutane Wismutdepots nach Verwendung von Schwefelbädern in Form der Thermalbäder in Baden bei Wien geschwärzt werden.

d) Mit Gasen imprägnierte Bäder.

α) Kohlensäurebäder. Die kohlensauren Bäder, welche als natürliche Kohlensäurequellen in Nauheim, Franzensbad, Tatzmannsdorf und in vielen anderen Kurorten eine unzweifelhaft günstige Wirkung, insbesondere bei Herz- und Gefäßkranken aufweisen, gehören wohl zu den am meisten bekannten und populärsten Heilbädern. Man war daher bestrebt, auch fern von natürlichen Kohlensäurequellen kohlensaure Bäder in Krankenhäusern, Sanatorien und Kuranstalten verabreichen zu können, um schließlich zu Methoden zu gelangen, welche es ermöglichen, auch im Hause des Kranken kohlensaure Bäder verabfolgen zu können. Ob die künstlichen kohlensauren Bäder den natürlichen an Wirkung gleichen, ist umstritten. Dieser Streit wird aber auch niemals einwandfrei gelöst werden können. Zunächst muß man ja bedenken, daß die natürlichen kohlensauren Quellen auch noch andere mineralische Bestandteile enthalten, welche ihre Wirksamkeit entweder modifizieren oder wirklich erhöhen können. Eine Kur in einem Kurort wird aber für einen Patienten meistens auch deshalb wirksamer erscheinen als eine Badekur zu Hause, weil er sich im Kurort ganz seiner Erholung hingeben kann, während er selbst bei einer noch so wirksamen Badekur zu Hause durch das Verbleiben in seinen Sorgen des Alltags die Wirkung der Kur vielleicht behindert.

Bei der Herstellung künstlicher kohlensaurer Bäder ist es wichtig, daß die Kohlensäure möglichst innig an das Wasser gebunden ist, so daß aus dem ganzen, in der Wanne befindlichen Wasser die Kohlensäure in möglichst kleinen Bläschen nur langsam und kontinuierlich entbunden wird. Es darf also in einem künstlichen kohlensauren Bad die Entbindung der Kohlensäure nicht etwa so stürmisch erfolgen wie z. B. aus einem Glas, in das man soeben aus einer Sodawasserflasche Sodawasser gespritzt hat, die Kohlensäure aufbraust. Bei diesem Vorgang drängt die stürmisch entbundene Kohlensäure unter starkem Aufwallen und Schäumen des Wassers an die Oberfläche. Dies wirkt beim Trinken eines Glases Sodawasser sehr erfrischend, während es für ein Kohlensäurebad schon deshalb schlecht wäre, weil dadurch die Kohlensäure zu rasch aus dem Badewasser entweichen würde; dadurch würde einerseits der Patient den Gefahren der Einatmung einer relativ großen Menge Kohlensäure in kurzer Zeit ausgesetzt sein, anderseits würden die günstigen Wirkungen des kohlensauren Bades, wie sie im folgenden besprochen werden sollen, vollständig ausbleiben.

Der Forderung der möglichst gleichförmigen und langsamen Kohlensäureentwicklung entsprechen eigentlich am besten die chemischen Methoden zur Herstellung künstlicher Kohlensäurebäder. Dabei finden erstens Präparate Verwendung, welche durch anorganische Säuren, Salzsäure oder Schwefelsäure die Entwicklung von Kohlensäure aus kohlensauren Kalksalzen bewirken. Zu diesen Präparaten gehört das kohlensaure Bad von Sandow. Es besteht zur Herstellung eines Vollbades aus vier Päckchen Natrium bicarbonicum à 250 Gramm und vier Tafeln Kaliumbisulfat, welche zerkleinert im Badewasser aufgelöst werden. Ferner gehören hieher die Quaglioschen kohlensauren Bäder. Bei diesen wird $1/2$ Kilogramm Natriumbikarbonat auf den Boden der Wanne gestreut, dann setzt sich der Patient in die Wanne und man läßt schließlich aus einer am Rande der Badewanne befestigten Flasche durch einen Schlauch langsam verdünnte Salzsäure in das Badewasser einfließen. Bei der Herstellung künstlicher Kohlensäurebäder, welche die Anwendung von Salzsäure oder Schwefelsäure notwendig machen, dürfen weder Metall- noch Emailwannen verwendet werden, da diese von anorganischen Säuren angegriffen werden. Diese Badezusätze dürfen daher nur auf Holzwannen beschränkt bleiben, welche allerdings gerade in Privathaushalten selten anzutreffen sind. Man kann zwar Emailwannen durch Einlegen eines Linoleums einigermaßen vor der schädlichen Einwirkung der anorganischen Säuren bewahren, doch ist auch dann eine Beschädigung der Wanne, insbesondere wenn das Email bereits feine Haarrisse aufweist, nicht ganz ausgeschlossen.

Der Gefahr der Beschädigung der Wanne weicht man aus, wenn man Präparate verwendet, welche statt der anorganischen Säuren organische Säuren zur Entbindung der Kohlensäure aus den kohlensauren Salzen benützen. Dazu gehören zunächst die Formica-Bäder (Norddeutsche chemische Werke), bei welchen Natriumbikarbonat im Badewasser gelöst wird, worauf Ameisensäure zugesetzt wird. — Die Zeo-Bäder (von Kopp & Josef in Berlin) verwenden statt der Ameisensäure Essigsäure.

In Kuranstalten finden die künstlichen Kohlensäurebäder mit Zusätzen chemischer Natur bereits seltener Verwendung; an ihre Stelle sind die durch Apparate erzeugten Kohlensäurebäder getreten.

Von den Apparaten, die für den Privathaushalt empfohlen werden können, ist vor allem der Apparat Nonplusultra der Firma Max Paschka in Wien zu erwähnen (Abbildung 14). Das Prinzip des Apparates ist folgendes: In einen Metallbehälter strömen unter einem Druck von ungefähr $1\frac{1}{2}$ Atmosphären Wasser und Kohlensäure und werden durch verschiedene Hindernisse im Apparat einerseits in kleinste Ströme zerlegt und anderseits innigst gemischt. Das Wasser sättigt sich dabei derart mit Kohlensäure, daß ein Liter kalten Wassers ungefähr 1300 Kubikzentimeter Kohlensäure enthält. Dabei ist die Mischung so innig, daß die Kohlensäure nur sehr langsam aus dem Wasser entweicht. Die Menge der Kohlensäure pro Liter Wasser ist bei diesem Apparat sehr hoch, was daraus hervorgeht, daß z. B. die Nauheimer Bäder nur 900 bis 1100 Kubikzentimeter Kohlensäure pro Liter Wasser aufweisen. Dieser Vergleich darf aber nicht zu dem Mißverständnis führen, als ob ein auf solche Weise hergestelltes kohlensaures Bad physikalisch-chemisch einem natürlichen gleichzusetzen wäre. Wenn es auch, wie bereits gesagt wurde, umstritten ist, ob künstliche und natürliche Kohlensäurebäder in ihrer Wirkung differieren, so steht doch das eine fest, daß zwischen beiden in physikalisch-chemischer Hinsicht ein wesentlicher Unterschied zu verzeichnen ist. Dies ist vor allem an der Art

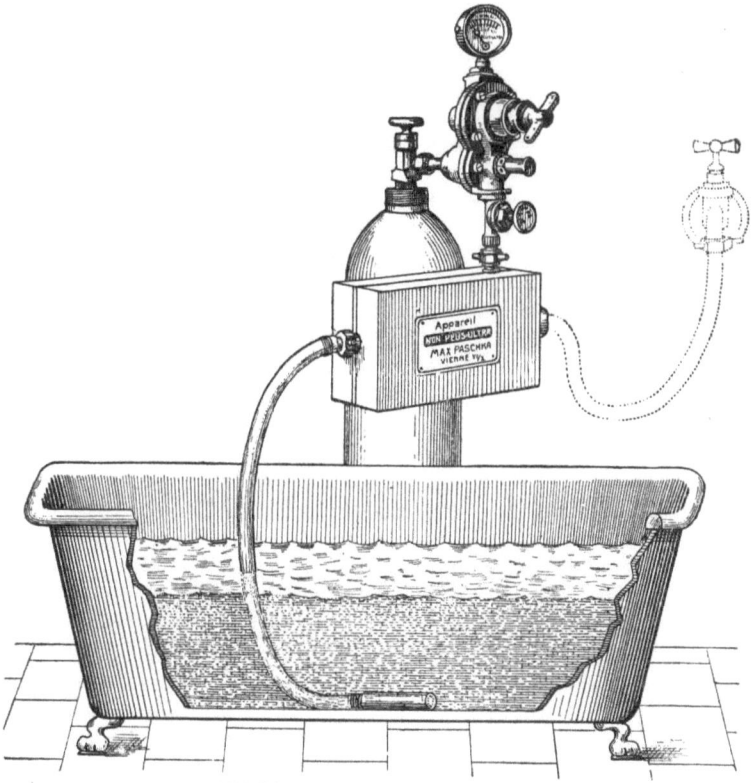

Abbildung 14. Kohlensäurebad

der Bindung der Kohlensäure an das Wasser zu erkennen. Es wurde wiederholt nachgewiesen, daß das aus Apparaten erzeugte Kohlensäurebad einen Teil seiner Kohlensäure schon beim Einleiten in die Wanne verliert. Um den Badenden daher vor dem Einatmen einer größeren Menge von Kohlensäure zu bewahren, muß man die etwa über dem Badewasser angesammelte Kohlensäure vor dem Einsteigen des Patienten in die Wanne durch Schwenken eines Tuches wegwehen. Außerdem muß für gute Lüftung des Badezimmers gesorgt werden. Ferner muß man darauf achten, daß der Wasserspiegel im künstlichen Kohlensäurebad ungefähr zwei Handbreit von der Nase des Badenden entfernt sei. Außerdem ist es notwendig, daß der Patient sich im Bade vollständig ruhig verhalte, da alle Bewegungen im kohlensauren Bad die Kohlensäureabgabe aus dem Wasser beschleunigen. Bei Beobachtung obiger Vorsichtsmaßregeln ist auch beim künstlichen kohlensauren Bad ein Bedecken der Wanne mit einem Deckel oder einem Leintuch, wie es häufig zu geschehen pflegt, nicht notwendig. Es sei aber noch hervorgehoben, daß selbst bei vollständig ruhigem Verhalten des Badenden im künstlichen kohlensauren Bad in der Zeiteinheit mehr als doppelt so viel Kohlensäure aus dem Bad abgegeben wird als im natürlichen Kohlensäurebad.

Das Prinzip der Apparate zur Herstellung künstlicher Kohlensäurebäder beruht darauf, daß sich die aus einer Kohlensäurebombe entströmende Kohlensäure unter entsprechendem Druck mit dem aus der Leitung fließenden kalten Wasser mischt. Der Kohlensäuredruck muß dem Wasserdruck der betreffenden Wasserleitung angepaßt werden. Da der Wasserdruck je nach der vorhandenen Wasserleitung und je nach der Lage des Hauses und des Stockwerkes verschieden ist, läßt sich nicht allgemeingültig sagen, unter welchem Druck man die Kohlensäure ausströmen lassen muß. Man kann nur darauf hinweisen, daß der Kohlensäuredruck dann entsprechend eingestellt sein dürfte, wenn das Wasser beim Ausfließen weder zu stark sprudelt, was bei zu hohem Kohlensäuredruck der Fall ist, noch zu schwach fließt, was dann eintritt, wenn der Kohlensäuredruck im Verhältnis zum Wasserdruck zu niedrig ist. Das Wasser muß ungefähr wie aus einer Sodawasserflasche herausschießen. Hat man einmal den richtigen Kohlensäuredruck für die Leitung des betreffenden Badezimmers festgestellt oder am Manometer des Apparates abgelesen, so kann man dann bei den weiteren Bädern den Apparat von vornherein immer auf diesen Druck einstellen unter der Voraussetzung, daß man stets den gleichen Kohlensäuregehalt des Badewassers anstrebt. Das mit Kohlensäure gesättigte kalte Leitungswasser wird dann dadurch auf die entsprechende Badetemperatur gebracht, daß man mittels eines bis auf den Boden der Wanne reichenden Schlauches heißes Wasser bis zur Erreichung der gewünschten Temperatur vorsichtig einfließen läßt.

Die Kohlensäurebäder werden bei relativ niedriger Temperatur verabfolgt, denn der Patient empfindet selbst bei der niedrigen Temperatur von 27^0 C = $21,6^0$ R kein Kältegefühl, sondern es stellt sich als Wirkung der Kohlensäurebläschen auf die Haut nach einem ganz kurzen Kälteschauer sehr bald unter Gefühl des Kribbelns ein angenehmes Wärmeempfinden ein. Dadurch wird ein kühles Kohlensäurebad wärmer empfunden als ein gewöhnliches Vollbad von gleicher Temperatur. Kühle Kohlensäurebäder sind solche von 32 bis 27º C = 25,6 bis 21,6º R, als indifferent werden Kohlensäurebäder bezeichnet von 35 bis 33º C = 28 bis 26,4º R.

Das Kohlensäurebad hat eine deutliche Wirkung auf das Herz und auf das Gefäßsystem. Die Hautkapillaren erweitern sich sowohl im kühlen als im indifferenten Kohlensäurebad wesentlich, so daß eine lebhafte Hautrötung eintritt, welche auch meistens nach dem Bade längere Zeit bestehen bleibt. Diese starke Blutfüllung der Kapillaren mag eine der Ursachen sein, daß auch ein kühles kohlensaures Bad eine angenehme Wärmeempfindung auslöst. Diese Erklärung reicht aber doch keineswegs dafür aus, daß selbst bei so niedrigen Temperaturen wie 27º C noch Wärmegefühl besteht, eine Temperatur, welche bei ruhigem Sitzen im gewöhnlichen Vollbad als unangenehm kalt empfunden wird. Goldscheider erklärt dieses Wärmegefühl mit einer direkten Reizwirkung der Kohlensäurebläschen auf die Wärmepunkte der Haut.

Abgesehen von der Einwirkung auf die Kapillaren ist die Wirkung des Kohlensäurebades auf das Herz und Gefäßsystem in der Beeinflussung der Pulsfrequenz erkennbar. Eine günstige Beeinflussung zeigt sich schon bei indifferenten Kohlensäurebädern, noch deutlicher aber bei kühlen Kohlensäurebädern in einem deutlichen Absinken der Pulszahl pro Minute.

Der Blutdruck ist im Kohlensäurebad und unmittelbar danach trotz Erweiterung des Kapillarsystems erhöht. Man muß also eine Steigerung des Tonus der Arterien und des Herzens selbst annehmen. Durch die Tonisierung des Herzmuskels kommt es zu einer Erhöhung des Schlagvolumens.

Die Frage, inwieweit ein Kohlensäurebad als herzschonendes oder als herztrainierendes und herzübendes Verfahren zu bezeichnen ist, soll lieber nicht allgemeingültig festgelegt werden. Die uferlose Literatur über dieses Thema ist uneinheitlich und verwirrend. In dem Kapitel Indikationen hydrotherapeutischer Prozeduren wird noch ausführlich über die Indikationen und Gegenindikationen der Kohlensäurebäder gesprochen werden.

Statt theoretischer Überlegungen, wann Kohlensäurebäder nützlich und wann sie schädlich sein könnten, sollen hier einige Grundregeln über die Methodik der Anwendung dieser Bäder gegeben und die Symptome gekennzeichnet werden, welche ein kohlensaures Bad im Einzelfall als günstig oder ungünstig wirkend erkennen lassen. Die Befolgung dieser Grundregeln werden auch vor unangenehmen Zwischenfällen schützen.

1. Die indifferenten kohlensauren Bäder sind milder wirkend als die kühlen; sie setzen daher an die Herzkraft geringere Anforderungen. Man hat daher in jedem Falle die ersten Bäder als indifferent von 35 bis 33° C zu verabfolgen. Nur bei guter Verträglichkeit geht man zu kühleren Bädern, unter Umständen bis 28° C herunter.

2. Die Dauer eines kohlensauren Bades beträgt ansteigend 5 bis 20 Minuten. Nach dem Bad ist der Patient in einen Bademantel oder ein Leintuch zu hüllen und am besten liegend abzufrottieren. Danach soll der Patient ein- bis zweistündige Bettruhe halten.

3. Die gute Wirkung eines kohlensauren Bades erkennt man erstens an der Hautrötung, zweitens am Puls, welcher unmittelbar nach dem Bade voller und insbesondere nach kühlen Bädern deutlich verlangsamt ist. Drittens erkennt man die günstige Wirkung an dem subjektiven Empfinden des Patienten, welcher wohl unmittelbar nach dem Bade ein Ruhebedürfnis empfinden darf, aber sich nach ein- bis zweistündiger Bettruhe erfrischt und erleichtert fühlen muß.

4. Schlecht ist die Kohlensäurebadewirkung, wenn der Patient erstens nach dem Bade blaß ist, zweitens wenn der Puls weniger gut gefüllt und frequenter ist und drittens wenn der Patient sich unmittelbar nach dem Bade sehr müde und abgeschlagen fühlt und insbesondere auch nach der ein- bis zweistündigen Bettruhe das Gefühl der Mattigkeit mehr oder weniger lange anhält.

5. Bei Patienten, welche nach dem Bade oder während des Bades ein Druckgefühl im Thorax empfinden oder welche gar dyspnoisch werden, ist jeder weitere Versuch eines kohlensauren Bades zu widerraten.

6. Aus dem Vorhergehenden ergibt sich, daß es eine selbstverständliche Forderung ist, daß der Patient mindestens bei dem ersten Kohlensäurebad während und nach dem Bade ärztlich zu überwachen ist und die Einwirkung des Bades durch den Arzt festzustellen ist.

7. Bei schlechter Einwirkung der Kohlensäurebäder kann man zunächst mit den milder wirkenden Sauerstoffbädern beginnen und dann erst allmählich und vorsichtig zu Kohlensäurebädern übergehen.

β) Sauerstoffbäder. Die Sauerstoffbäder werden bei Temperaturen von 35 bis 33° C = 28 bis 26,4° R verabfolgt. Kühler darf man sie nicht geben, weil die Sauerstoffbäder im Gegensatz zu den Kohlensäurebädern nicht das eigentümliche Wärmegefühl erzeugen. Wohl aber rufen auch die Sauerstoffbläschen des Sauerstoffbades ein lebhaftes Kribbelgefühl an der Haut hervor. Ein objektiv feststellbarer Einfluß auf die Zirkulation fehlt aber beim Sauerstoffbad. Es tritt erstens keine Hautrötung auf, es fehlt also die Kapillarerweiterung, welche als eine der Ursachen des intensiven Wärmegefühls im Kohlensäurebad angesprochen werden. Aber auch Pulszahl und Blutdruck werden durch das Sauerstoffbad kaum deutlich verändert. Bei Kreislaufkranken ist das Sauerstoffbad meistens nur dann zu empfehlen, wenn das Kohlensäurebad zunächst nicht gut vertragen wird, um dann nach Verabfolgung einiger Sauerstoffbäder doch allmählich und vorsichtig Kohlensäurebäder versuchen zu können. Das Hauptindikationsgebiet der Sauerstoffbäder besteht bei nervösen Erregungszuständen, da diese Bäder eine ausgesprochen beruhigende Wirkung haben.

Auch die Sauerstoffbäder können im Privathaushalte verabfolgt werden und werden ebenfalls entweder auf chemischem oder physikalischem Wege hergestellt. Von den auf chemischem Wege herzustellenden Sauerstoffbädern ist das bekannteste Verfahren das Ozet-Bad von Sarason. Es wird in der Weise bereitet, daß man in das Badewasser, welches man auf die gewünschte Badetemperatur gebracht hat, zunächst 300 Gramm Natriumhyperborat schüttet. Hierauf wird, über die ganze Oberfläche des Badewassers verteilt, die für ein Bad bestimmte Menge kolloidales Mangandioxyd beigefügt. Das kolloidale Mangandioxyd wirkt hiebei als Katalysator, welcher aus dem Natriumhyperborat den Sauerstoff freimacht. In ähnlicher Weise werden die Zeo-Sauerstoffbäder (Kopp & Josef, Berlin) sowie die Zuckerschen Sauerstoffbäder hergestellt.

Die physikalische Methodik der Bereitung von Sauerstoffbädern besteht darin, daß man aus einer Sauerstoffbombe durch ein Reduzierventil Sauerstoff in das auf Badetemperatur gebrachte Wasser einströmen läßt. Um das Einströmen des Sauerstoffs in Form von feinsten Bläschen zu ermöglichen, wird auf den Boden der Wanne ein Röhrensystem aus Zinkblech oder Gummischläuchen, wie z. B. beim Apparat der Sauerstoffzentrale in Wien, (Abbildung 15) gelegt, an welches der Schlauch von der Sauerstoffbombe angeschlossen wird. Dieses Röhrensystem kann zweckmäßigerweise auch aus Bambusstäben hergestellt werden, durch deren natürliche Poren der Sauerstoff in feinsten Bläschen hindurchtritt.

γ) Luftperlbäder. Sie werden in gleicher Weise hergestellt

wie die Sauerstoffbäder, nur daß statt Sauerstoffs komprimierte Luft verwendet wird, welche auch in Stahlbomben erhältlich ist. Die Verwendung von komprimierter Luft in Stahlbomben erübrigt sich, wenn die Luftperlbäder mit der Apparatur von Ernst Weber erzeugt werden, die im wesentlichen aus einem Wasserstrahlgebläse besteht. Dieses dient im allgemeinen zum Ansaugen von Luft und kann entweder zum Absaugen von Feuchtigkeit in offenen Röhren oder zur Herstellung einer Luftdruckverminderung in geschlossenen Gefäßen ver-

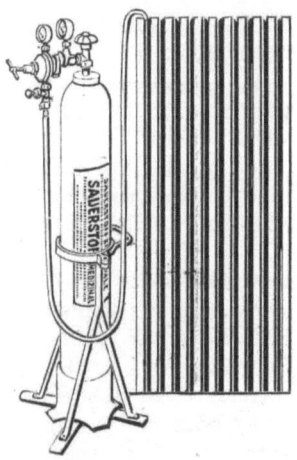
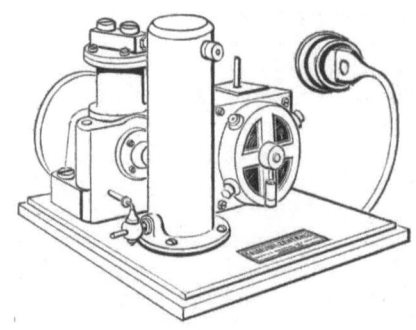

Abbildung 15. Röhrensystem für das Sauerstoffbad

Abbildung 16. Elektrokompressor für Luftperlbäder

wendet werden. Bei der Apparatur von Ernst Weber wird Luft zunächst durch das Wasserstrahlgebläse in ein Röhrensystem gesaugt, in diesem durch den Druck des Leitungswassers komprimiert und dann mit einem Verteiler in das Badewasser geleitet. Der Apparat ist in der Anschaffung relativ teuer, im Betrieb kostet diese Art der Herstellung der Luftperlbäder aber nicht mehr als die Bereitung eines gewöhnlichen warmen Vollbades. In jüngster Zeit werden zur Erzeugung von Luftperlbädern Elektrokompressoren von der Sauerstoffzentrale in Wien (Abbildung 16) verwendet, jedoch ist auch deren Anschaffung relativ teuer. Die Wirkung der Luftperlbäder ist der der Sauerstoffbäder ähnlich.

δ) **Radioaktive Bäder.** Da die Durchführung von radioaktiven Bädern im Hause des Kranken leicht möglich ist, sollen auch sie in diesem Büchlein ihre Besprechung finden. Vorher ist es aber nötig, einige wenige physikalische und physiologische Vorbemerkungen über radioaktive Bäder einzuschalten. Der in radioaktiven Bädern wirksame Bestandteil ist die **Radiumemanation**. Diese ist ein Gas, welches sich dauernd aus Radium oder Radiumsalzen entwickelt. Die Radiumemanation hat ebenso wie das Radium und die Radiumsalze selbst sogenannte radioaktive Eigenschaften. Diese radioaktiven Eigenschaften sind folgendermaßen zu charakterisieren: Alle radioaktiven Stoffe, zu denen, wie gesagt, auch die Radiumemanation gehört, senden in stärkerem oder geringerem Grade Strahlen aus, welche nach dem ersten Entdecker der Wirkung dieser Strahlen Becquerel-Strahlen genannt werden. Diese Strahlen wirken ebenso wie Röntgenstrahlen auf photographische Platten und bringen einen Barium-Platin-Zyanürschirm zum Leuchten. Ferner machen sie die Luft elektrisch leitfähig. Die letztere Eigenschaft bewirkt ein Zusammenfallen der Plättchen eines aufgeladenen Elektroskops, wenn die Kugel dieses Elektroskops in die Nähe eines radioaktiven Stoffes gebracht wird. Je stärker radioaktiv eine Substanz ist, desto rascher erfolgt die Entladung eines derartigen Elektroskops. Die Messung der Radioaktivität beruht auf diesem Prinzip. Die Becquerel-Strahlen werden nach ihren speziellen physikalischen Eigenschaften in α-, β- und γ-Strahlen unterschieden. In biologischer Hinsicht und daher in ihrer Einwirkung auf den Organismus ist die Absorbierbarkeit dieser verschiedenen Strahlenqualitäten von Bedeutung. Am stärksten absorbiert werden die α-Strahlen; sie haben also die geringste Durchdringungsfähigkeit. α-Strahlen werden durch ein Aluminiumplättchen von 0,0003 Zentimeter Dicke zur Hälfte absorbiert; sie haben nicht die Fähigkeit, ein Stückchen Papier oder eine Luftschicht von einigen Zentimetern zu durchdringen. Weniger stark sind die β-Strahlen absorbierbar; sie werden durch Aluminium in der Dicke von 0,05 Zentimeter zur Hälfte absorbiert. Hinsichtlich ihrer Absorbierbarkeit stehen die γ-Strahlen weit außerhalb der α- und β-Strahlen. Die γ-Strahlen zeigen im allgemeinen die charakteristischen Eigenschaften der Röntgenstrahlen und haben eine ganz bedeutende Durchdringungskraft; sie werden erst durch Blei von 7 Zentimeter Stärke und Eisen von 19 Zentimeter Dicke vollständig absorbiert.

Während die Grundlage der Messung von Radium und seinen Salzen das Gewichtsystem ist, man spricht z. B. von 1 Milligramm Radiumchlorid, wird für die quantitative Messung von Radiumemanation ihre Eigenschaft, Gase zu ionisieren und dadurch ein aufgeladenes Elektroskop zu entladen, verwendet. Als Emanationseinheit gilt 1 Curie, das ist jene Emanationsgasmenge, welche mit

1 Gramm Radium im Gleichgewicht steht. Diese Gasmenge hat auf 0⁰ und 760 Millimeter Quecksilber reduziert, ein Volumen von 0,57 Kubikmillimeter und wiegt 0,006 Milligramm. Die Gasmenge, welche im Liter der natürlichen radioaktiven Quellen nachzuweisen ist, und die Radiumemanationsmenge in künstlichen Radiumbädern ist unvorstellbar klein. Man mißt sie in Mache-Einheiten, wobei eine Mache-Einheit $= 3{,}6 \times 10^{-10}$ Curie ist. Fast alle Quellwässer enthalten geringe Mengen Radiumemanation; höheren Radiumemanationsgehalt haben die bekannten radioaktiven Heilquellen. An erster Stelle hinsichtlich seines Radiumemanationsgehaltes stehen die Radiumbäder Oberschlema und Brambach im Erzgebirge, dann folgen Joachimsthal, Gastein und schließlich Kreuznach, Karlsbad u. v. a.

Der therapeutische Wert einer natürlichen radioaktiven Quelle ist allerdings durch seinen Gehalt an Radiumemanation pro Liter Wasser nicht hinlänglich definiert, denn es steht das eine fest, daß warme Quellen, wie z. B. Gastein, mit relativ niedrigem Emanationsgehalt im allgemeinen therapeutisch wirksamer sind als kalte Quellen mit hohem Emanationsgehalt.

Die künstlichen radioaktiven Bäder werden am bequemsten mit dem vom Radiuminstitut des allgemeinen Krankenhauses in Wien oder von der Firma Dr. Alois Fischer in Wien hergestellten Radiumwässern bereitet. Es sind dies kleine Fläschchen, welche ein Wasser mit einem Radiumemanationsgehalt von 30000 bis 600000 Mache-Einheiten enthalten. Für ein Bad wird der Inhalt eines solchen Fläschchens dem Badewasser zugesetzt. Zum Vergleiche sei darauf hingewiesen, daß ein Vollbad in Joachimsthal zirka 120000 Mache-Einheiten, ein solches in Gastein zirka 100000 Mache-Einheiten aufweist. Das in der Wanne befindliche radioaktive Wasser gibt sehr rasch seinen Emanationsgehalt in die Luft des Baderaumes ab. Dies ist aber nur ein Vorteil, denn die Aufnahme der Radiumemanation durch die Haut ist nach Ansicht der meisten Autoren minimal, während der Hauptteil der Emanation durch Inhalation dem Körper in therapeutisch wirksamen Mengen zugeführt wird. Aus diesem Grunde soll daher ein Radiumbad nicht von zu kurzer Dauer sein, 20 Minuten ist die untere Grenze.

Die radioaktiven Bäder zeigen meistens deutliche physiologische Wirkungen. Das Blut zeigt eine vorübergehende Hyperleukozytose, die Gerinnungsfähigkeit des Blutes wird erhöht, der Harnsäuregehalt des Blutes erfährt nach anfänglicher Steigerung eine durch beschleunigte Harnsäureausscheidung herbeigeführte Verminderung. Auch

Herz und Gefäßsystem werden beeinflußt, man sieht nach radioaktiven Bädern häufig eine Pulsverlangsamung und Blutdruckerniedrigung. Zum Schlusse sei noch darauf hingewiesen, daß die für Badezwecke erzeugten künstlichen Radiumwässer stets frisch bereitet sein müssen, denn die mit dem Elektroskop meßbare ionisierende Wirkung geht in vier Tagen auf die Hälfte, in weiteren vier Tagen abermals auf die Hälfte, das ist auf ein Viertel des Anfangswertes, in weiteren vier Tagen auf ein Achtel des Anfangswertes usw. zurück.

Es ist daher notwendig, bei Vorausbezug mehrerer Fläschchen Radiumflüssigkeit, der Erzeugungsstelle den voraussichtlichen Verwendungstag bekanntzugeben. Dadurch ist es möglich, den Emanationsschwund durch entsprechende Höherdosierung auszugleichen.

3. Mit Frottierungen und Übergießungen kombinierte Bäder

a) **Bürstenbad.** Die von Lahmann empfohlenen Bürstenbäder werden als lauwarme Vollbäder von 33 bis 35° C, d. i. 26,5 bis 28° R, verabfolgt. Während des Bades werden nacheinander die Arme, der Rücken, die Brust und schließlich die Beine des Badenden mit einer mittelharten Bürste abgerieben. Durch diesen energischen mechanischen Hautreiz kommt es zu einer kräftigen Durchblutung der Hautgefäße.

b) **Halbbad.** Das Halbbad ist eine der häufigsten in Kranken- und Badeanstalten angewendeten hydrotherapeutischen Prozeduren. Die Verabreichung des Halbbades erfordert allerdings einige Übung und Geschicklichkeit der Hilfsperson, jedoch ist die Methodik nicht so schwierig, daß sie nicht von jedem intelligenten und manuell halbwegs geschickten Menschen bald erlernt werden könnte. Deshalb kann auch das Halbbad unter den hydrotherapeutischen Maßnahmen im Hause des Kranken besprochen werden. Der Name Halbbad rührt daher, daß die Wanne zunächst nur etwas weniger als bis zur Hälfte mit Wasser gefüllt wird, so daß der Wasserspiegel dem in der Wanne sitzenden Patienten nur etwas über Nabelhöhe reicht. Die Temperatur des Halbbades ist entweder lauwarm (33 bis 30° C = 26,6 bis 24° R), kühl, d. i. unter 30° C bis herunter auf 24° C = 19,2° R, oder kalt, d. i. unter 24° C bis herunter auf etwa 18° C = 14,4° R. Die kühlen oder kalten Halbbäder werden aber meistens so verabreicht, daß man den Patienten zunächst in ein höher temperiertes Wasser einsteigen läßt und erst während des Bades mit einem am Fußende der Wanne bis auf den Boden reichenden Schlauch allmählich kaltes Wasser bis zum Absinken auf die gewünschte Temperatur einfließen läßt. Die Dauer des Halbbades ist bestimmt durch die während des Halbbades erfolgenden Prozeduren, Frottierungen und Übergießungen. Je kühler das Halbbad verabreicht wird, desto rascher muß es absolviert werden. Die gewöhnliche Dauer beträgt 3 bis 5 Minuten.

Die Durchführung des Halbbades ist folgende: Der mit einer Kopfkühlkappe versehene Patient setzt sich so in die Wanne, daß die Füße am Fußende der Wanne anstoßen. Dann benetzt sich der Patient mit dem Badewasser die Brust und rückt nun, indem er die Knie beugt, gegen das Fußende der Wanne so vor, daß etwa ein Viertel der Wanne hinter seinem Rücken freibleibt. Die Hilfsperson schöpft nun mit einem mit einem Griff versehenen kleinen Holz- oder Blecheimer Wasser aus dem Badewasser und übergießt unter Vermeidung einer Besprengung des Kopfes zwei- bis dreimal den Rücken des Patienten. Während dieser Begießung reibt sich der Patient mit beiden Händen kräftig die Brust. Nach den Rückengüssen reibt die Hilfsperson in langen, von oben nach unten streichenden Zügen den Rücken des Patienten. Nach diesen Rückenfrottierungen streckt der Patient die Knie, schiebt sich gegen das Kopfende der Wanne und legt sich ausgestreckt hin. Danach reibt die Hilfsperson hintereinander das eine, dann das andere Bein, dann beide Arme und schließlich die Brust. Jetzt folgen zwei bis drei Übergießungen mit dem Eimer auf die Brust des Patienten, wobei die Hilfsperson die linke Hand schützend vor das Gesicht des Patienten hält. Hat man während dieser Prozeduren das Wasser durch Zufließenlassen kalten Wassers abkühlen lassen, so wird zum Schluß nochmals Brust und Rücken kräftig abgerieben. Nach dem Halbbad wird der Patient in einen Bademantel oder ein Leintuch gehüllt und gut abgetrocknet.

4. Teilbäder

a) Sitzbad. Die Sitzbäder werden am bequemsten in den üblichen Sitzbadewannen verabfolgt, jedoch kann in Ermanglung solcher ein entsprechend weites niedriges Holz- oder Blechschaff verwendet werden. Im Sitzbad soll das Wasser dem Patienten bis zur Nabelhöhe reichen. Je nach den Indikationen werden die Sitzbäder lauwarm, heiß oder kalt verordnet. Ebenso wie bei den Vollbädern kann man auch dem Sitzbad verschiedene mineralische oder pflanzliche Zusätze beifügen. Besonders beliebt ist bei manchen gynäkologischen Erkrankungen der Zusatz von Sole zum Sitzbad. Man verwendet hiezu am besten die Reichenhaller Mutterlauge oder die Ischler Sole, welche in Einliterflaschen im Handel erhältlich sind. Pro Sitzbad benötigt man ½ bis 1 Liter Sole als Zusatz.

b) Fußbad. Man benützt für die Fußbäder am besten einen Kübel, der so hoch ist, daß das Wasser bis über die Waden reicht. Die Fußbäder werden heiß, kalt oder wechselwarm gegeben; im letzteren Falle sind zwei Gefäße notwendig, eines mit heißem Wasser von zirka 40^0 C = 32^0 R und eines mit brunnenkaltem Wasser. Das wechselwarme Fußbad wird in der Weise durchgeführt, daß die Füße zunächst auf 1 bis 2 Minuten in das heiße Wasser getaucht werden und dann auf 10 bis 20 Sekunden in das kalte. Das wechselwarme Fußbad hat eine Gesamtdauer von 3 bis 10 Minuten, den Abschluß macht man mit dem kalten Bad, worauf die Füße gut abfrottiert werden.

Das Fußbad kann auch in der Form des Wassertretens genommen werden. Das Wassertreten, das ein gutes Abhärtungsmittel darstellt, aber häufig auch gegen Schlaflosigkeit wirksam ist, wird zunächst so ausgeführt, daß man in die Wanne bis zur Höhe der Fußknöchel kaltes Wasser einfüllt und den Patienten 3 bis 5 Minuten darinnen auf- und abgehen läßt. Sobald sich der Patient an das Wassertreten im kalten Wasser gewöhnt hat, wird bei später folgenden Prozeduren die Wanne bis zur halben Unterschenkelhöhe und schließlich bis zu den Knien angefüllt. In Wohnungen, in denen keine Badewanne zur Verfügung steht, kann das Wassertreten einigermaßen dadurch ersetzt werden, daß ein bis zwei in kaltes Wasser getauchte und nur schwach ausgewrungene Handtücher auf den Fußboden gelegt werden und der Patient nun 3 bis 5 Minuten darauf auf- und abgeht.

c) Handbad. Die Handbäder werden in Waschschüsseln heiß oder wechselwarm gegeben. Die wechselwarmen Bäder werden analog denen im vorhergehenden beschriebenen wechselwarmen Fußbädern durchgeführt.

IV. Die wichtigsten Indikationen der Hydrotherapie

Die hydrotherapeutischen Maßnahmen werden teils als eigentliche Heilprozeduren bei bestimmten Krankheiten angewendet, teils aber sind sie vielfach ein gutes Abhärtungsmittel, um das Auftreten und Wiederauftreten von Krankheiten zu verhüten. Die Hydrotherapie als Abhärtungsmittel spielt vielleicht heute im Zeitalter des Sportes mindestens bei den jüngeren Generationen eine geringere Rolle als früher. Es ist jedoch kein Zweifel, daß, abgesehen von

Luftbädern, welche sich ja auch heute einer allgemeineren Anwendung erfreuen, bestimmte Wasseranwendungen das vorzüglichste Abhärtungsmittel, insbesondere gegen Erkältungskrankheiten, darstellen. Sebastian Kneipp nennt mit Recht als eines der besten Abhärtungsmittel das Barfußgehen. Diese Forderung läßt sich wohl in den Städten nicht durchführen, jedoch wann immer Gelegenheit dazu ist, sollen die Kinder zum Barfußgehen verhalten werden; aber auch der Erwachsene sollte das Barfußgehen üben. Bei jedem Ausflug, den man unternimmt, soll man, besonders auf Wiesen, wenn möglich eine kleine Weile barfußlaufen, und zwar nicht bloß in trockenen Wiesen, sondern auch dann, wenn sie triefnaß sind. Der Nichtabgehärtete wird selbstverständlich mit dieser Methode im Sommer beginnen und sie dann auch in den kälteren Jahreszeiten fortsetzen. Schließlich kann man sogar dazu übergehen, im Winter im Schnee einige Minuten barfuß zu laufen. Es kann kein Zweifel sein, daß die enge Fußbekleidung die Kapillargefäße der Füße in ihrer physiologischen Funktion behindert und daß das zeitweise Barfußgehen diese Schäden der Fußbekleidung teilweise behebt. Der Städter wird ferner mit viel Erfolg das Wassertreten als Abhärtungsmittel verwenden, ferner die Übergießungen.

Die hydrotherapeutischen Maßnahmen als spezielle Heilbehandlungen müssen sich selbstverständlich in dem gesamten Behandlungsplan eines erkrankten Menschen einfügen. Die ausschließliche Behandlung einer Erkrankung durch irgendeine hydrotherapeutische Prozedur wird kaum in Betracht kommen. Dies ist ja auch die Ursache, weshalb in den meisten Lehrbüchern über Hydrotherapie das Kapitel über die Indikationen der Hydrotherapie sich schließlich zu einem veritablen Kompendium über Pathologie und Therapie, insbesondere der inneren und Nervenkrankheiten, verbreitet. In diese Methodik der Darstellung der Indikationen der Hydrotherapie will ich in diesem Büchlein schon deshalb nicht verfallen, da dadurch einerseits sein Umfang über Gebühr vergrößert würde und da dadurch anderseits die meines Erachtens von ärztlichen Praktikern mit Recht verlangte Übersichtlichkeit der Darstellung verlorengeht. Es sollen daher im folgenden in Tabellenform nach Krankheitsgruppen geordnet und innerhalb dieser Gruppen alphabetisch diejenigen Krankheiten angeführt werden, welche für hydrotherapeutische Maßnahmen am häufigsten in Betracht kommen. Die hydrotherapeutische Behandlungsart der betreffenden Erkrankung und allfällig notwendige spezielle Bemerkungen sowie etwaige Kontraindikationen sind in den betreffenden Spalten der Tabelle ersichtlich.

1. Bei Erkrankungen der Atmungsorgane

Krankheit	Hydrotherapie	Besondere Bemerkungen
Asthma bronchiale	Heiße Hand- und Fußbäder, sowie Prießnitzsche Umschläge um die Brust.	Im Anfall.
	Lauwarme Halbbäder oder heiße Vollbäder mit kalten Übergießungen des Nackens und Abdomens.	In der anfallsfreien Zeit.
Atelektasis pulmonum	Lauwarme Bäder mit kalten Übergießungen von Brust und Rücken.	
Bronchitis catarrhalis acuta	Prießnitzsche Umschläge um die Brust oder Kreuzbinde.	
Bronchitis catarrhalis chronica		
Bronchiektasie	Wie bei Bronchitis catarrhalis acuta und ferner lauwarme Halbbäder oder heiße Vollbäder mit kalten Übergießungen von Brust und Rücken.	Bäderbehandlung nur bei gutem Zustand des Herzens.
Bronchitis capillaris (Bronchopneumonie) der Erwachsenen	Prießnitzsche Umschläge um die Brust oder Kreuzbinde, Teilwaschungen. Kühle Bäder. Lauwarme Bäder mit kalten Übergießungen auf Nacken und Rücken.	Bei höherem Fieber. Bei schlechter Expektoration.
Bronchitis capillaris (Bronchopneumonie) der Kinder	Prießnitzsche Brustumschläge oder Kreuzbinde. Laues Bad mit kalten Übergießungen auf Brust und Rücken.	Übergießung bei kräftigen Kindern brunnenkalt, bei schwächlichen Kindern mit auf 20 bis 15° C vorgewärmtem Wasser.

Liebesny, Hydrotherapie

Krankheit	Hydrotherapie	Besondere Bemerkungen
Bronchitis capillaris (Bronchopneumonie) der Kinder *(Fortsetzung)*	Heißes Vollbad, event. mit Senfmehlzusatz mit kaltem Guß auf den Rücken.	Bei schlechter Expektoration.
Emphysema pulmonum	Behandlung wie die der Bronchiektasie.	
Laryngitis	Prießnitzsche Umschläge um den Hals oder auch um die Brust.	
Pharyngitis	Prießnitzsche Umschläge um den Hals.	
Pleuritis exsudativa	Prießnitzsche Umschläge um die Brust oder Kreuzbinde.	
	Teilwaschung oder feuchte Einpackung mit nachfolgender kühler Waschung.	Bei höherem Fieber.
Pleuritis sicca	Prießnitzsche Umschläge.	
	Lokale Kälteapplikation mit Eisbeutel oder Hitzeapplikation mit heißen Umschlägen, Thermophor oder Breiumschlägen.	Bei starken Schmerzen: Je nachdem, ob der Kranke auf Kälte oder Hitze ein Nachlassen der Schmerzen empfindet; jedoch sind kalte Applikationen zuerst zu versuchen.
Pneumonia crouposa	Kalte Teilwaschungen 4- bis 5 mal innerhalb 24 Stunden, in der Zwischenzeit Prießnitzsche Stammumschläge.	
	Vollbad von 28—26° C. 10 Minuten lang.	Bei hohem Fieber.
	Vollbad von 26—23° C.	Bei getrübtem Sensorium oder bei Kreislaufschwäche.

Krankheit	Hydrotherapie	Besondere Bemerkungen
Tuberculosis pulmonum	Prießnitzsche Brustumschläge oder Kreuzbinde.	In allen Stadien der Erkrankung.
	Ganzabreibung anfangs mit auf 20⁰ C vorgewärmtem Wasser, dann allmählich Abkühlen bis auf brunnenkaltes Wasser; Rückenguß mit Wasser von 25—20⁰ C. Nach der Abreibung oder dem Rückenguß eine Stunde Bettruhe.	Bei kräftigeren, nicht bettlägerigen Patienten im Anfangsstadium der Tuberkulose am besten morgens nach der Bettruhe.
	Steinsalzbäder.	
	Teilwaschung oder Teilabreibung (dem Wasser kann entweder Salz oder Franzbranntwein zugesetzt werden zur Besserung der Hautreaktion). Essigzusatz zum Wasser bei Nachtschweißen.	In vorgeschritteneren bettlägerigen Fällen morgens, bei Nachtschweißen auch abends.
	Eisbeutel auf die erkrankte Lungenseite und Kreuzbinde.	Bei Hämoptoe. Kreuzbinde nur dann, wenn nicht jegliche Bewegung des Patienten kontraindiziert ist.

2. Bei Erkrankungen der Bewegungsorgane

Krankheit	Hydrotherapie	Besondere Bemerkungen
Arthritis deformans	Radiumbäder oder Bäder mit Zusatz von Steinsalz, Schwefel oder Gerberlohe.	
Arthritis gonorrhoica	Teildampfbad.	Bei monartikulären Erkrankungen.
	Heißes Vollbad.	Bei polyartikulären Erkrankungen.
Arthritis rheumatica acuta	Lokale Prießnitzsche Umschläge oder Longettenverbände.	Bei Steigerung der Schmerzen durch kalte Umschläge sind heiße Umschläge zu versuchen.
	Prießnitzsche Stammumschläge oder kühle Teilwaschungen.	Bei höherem Fieber.

4*

Krankheit	Hydrotherapie	Besondere Bemerkungen
Arthritis rheumatica chronica	Kühle Longettenverbände oder heiße Umschläge je nach besserer Verträglichkeit. Dampfbad, heißes Vollbad mit Fichtennadel- oder Gerberlohezusatz, Schwefel- oder Radiumbäder.	
Arthritis tuberculosa	Warme Solbäder.	
Arthritis urica	Prießnitzsche Umschläge od. heiße Umschläge je nach Verträglichkeit.	Im akuten Anfall.
	Heiße Vollbäder mit Fichtennadel- oder Gerberlohezusatz. Schwefelbäder, Radiumbäder, unter Umständen auch Dampfbäder.	Im subakuten oder chronischen Stadium.
Myalgia acuta (Rheumatismus musculorum acutus), Lumbago, Torticollis	Heiße Umschläge mit Thermophor darüber oder trockene heiße Applikation mit Thermophor oder Breiumschläge.	
Myalgia chronica	Heiße Vollbäder, lauwarmes Vollbad mit nachfolgender einstündiger Trockenpackung, Schwefelbäder, Radiumbäder.	
Osteomalacie	Lauwarme Steinsalzbäder.	
Spondylitis deformans (Bechterew)	Wie bei Arthritis deformans.	

3. Bei Erkrankungen des Blutes

Anämie (sekundär)	Teilabreibung nach vorhergehender Trockenpackung. Warme Vollbäder mit Steinsalz- oder Solezusatz. Kohlensäurebäder.	

Krankheit	Hydrotherapie	Besondere Bemerkungen
Anaemia perniciosa	Indifferente Bäder mit kühlen Übergießungen.	
Chlorose	Wie bei Anämie.	
Leukämie	Wie bei Anaemia perniciosa.	

4. Bei Erkrankungen des Digestionstraktes

Krankheit	Hydrotherapie	Besondere Bemerkungen
Cardialgie (Magenkrampf)	Heiße Umschläge, Breiumschläge oder trockene Hitzeapplikation mit Thermophor.	
Catarrhus intestini acutus et chronicus	Prießnitzsche Umschläge auf den Bauch.	Wenn es dadurch nicht zu einer Beruhigung der Peristaltik oder Verminderung der Schmerzen kommt, so sind heiße Umschläge zu versuchen.
	Warmes Sitzbad mit nachfolgender kühler Teilabreibung oder Teilwaschung.	
Catarrhus ventriculi acutus	Prießnitzsche Umschläge od. heiße Umschläge.	
Catarrhus ventriculi chronicus	Prießnitzsche Umschläge od. heiße Umschläge.	Bei andauernden Schmerzen bei kalten Umschlägen sind heiße Umschläge oder Thermophor zu versuchen, jedoch sind bei Magenblutung infolge Ulcus sowohl Prießnitzsche Umschläge als auch Wärmeanwendung kontraindiziert.
	Eisumschläge auf die Magengegend.	Bei Blutung.

Krankheit	Hydrotherapie	Besondere Bemerkungen
Cholangitis, Cholecystitis, Cholelithiasis	Heiße Umschläge, Breiumschläge oder Thermophor.	
Cholera infantum	Warme Breiumschläge oder Thermophor auf das Abdomen. Prießnitzsche Stammumschläge. Lauwarmes Senfmehlbad 10 bis 15 Minuten.	Bei Fieber. Bei Kollaps.
Colica saturnina	Warme Schwefelbäder.	
Diarrhoe (chronisch)	Heißes Sitzbad oder nach Winternitz kaltes Sitzbad mit nachfolgender kalter Ganzabreibung.	Bei Tenesmus ist das heiße Sitzbad vorzuziehen. Bei Verdacht auf ulzeröse Prozesse insbesondere auf tuberkulöser Basis oder bei Diarrhöen der Basedowkranken sind sowohl die heißen als auch die kalten Sitzbäder kontraindiziert.
Fissura ani	Warme Sitzbäder.	
Hämorrhoiden	Kalte Analumschläge, kühle Sitzbäder.	
Obstipatio atonica	Kurze kühle Sitzbäder. Kühles Halbbad mit Güssen auf den Bauch.	
Obstipatio spastica	Heiße Umschläge, heiße Sitzbäder.	
Peritonitis acuta	Eisumschläge.	
Peritonitis chronica	Warme bis heiße Umschläge.	
Perityphlitis	Wie bei Peritonitis acuta.	

5. Bei Erkrankungen der Harn- und Geschlechtsorgane

Krankheit	Hydrotherapie	Besondere Bemerkungen
Cystitis acuta et chronica	Heiße Umschläge über der Blasengegend. Heiße Sitzbäder.	
Dysmenorrhoe	Warme oder heiße Umschläge auf den Unterbauch.	
Epididymitis	Heiße Umschläge.	
Nephritis acuta	Lauwarme Teilwaschungen oder lauwarmes Vollbad von 20 Minuten bis einer Stunde Dauer.	
	Heißes Vollbad mit kühler Übergießung.	Bei akuter Urämie.
Nephritis chronica	Lauwarme Teilwaschung.	
	Lauwarmes Vollbad von 1 bis 2 Stunden Dauer. Sauerstoff- oder Kohlensäurebad.	Kontraindiziert bei urämischen Zuständen.
	Kurzes heißes Vollbad mit nachfolgender Trockenpackung.	Bei chronisch-urämischen Zuständen.
	Heiße Fußbäder.	Bei urämischen Kopfschmerzen.
Nephrolithiasis	Heiße Umschläge oder Thermophor in die Nierengegend, auf Bauch und Lenden.	
Parametritis	Heiße Umschläge auf den Unterbauch, heiße Sitzbäder mit Solezusatz.	
Prostatitis acuta	Eisumschläge oder Eisbeutel auf das Perineum.	Wird Kälte nicht vertragen, so sind heiße Applikationen zu versuchen.

Krankheit	Hydrotherapie	Besondere Bemerkungen
Prostatitis chronica	Warme oder heiße Sitzbäder.	
Prostatahypertrophie	Warme Sitzbäder.	
Pyelitis acuta et chronica	Heiße Umschläge in die Nierengegend auf Bauch und Lenden.	

6. Bei Erkrankungen der Haut

Krankheit	Hydrotherapie	Besondere Bemerkungen
Acne rosacea	Gesichtsdampfbad.	
Acne vulgaris	Dampfbad, insbesondere Gesichtsdampfbad.	
Congelatio (Erfrierungen an Händen oder Füßen)	Wechselwarme Hand- oder Fußbäder.	
Hyperidrosis der Hände und Füße	Kühle Hand- oder Fußbäder mit Alaun- oder Formalinzusatz.	Alaun zirka 100 Gramm auf ein Hand- oder Fußbad, Formaldehyd solutum zirka zwei Eßlöffel.
Intertrigo	Lauwarme Bäder mit Kleiezusatz.	
Morbus Raynaud	Wie bei Congelatio.	
Perniones	Wie bei Congelatio.	
Pruritus universalis	Lauwarme Solebäder.	
Psoriasis	Radiumbäder.	

7. Bei Erkrankungen des zentralen und peripheren Nervensystems

Krankheit	Hydrotherapie	Besondere Bemerkungen
Apoplexie	Kalte Umschläge, Eisbeutel oder Kühlschlauch auf dem Kopf.	Unmittelbar nach dem Insult.
	Lauwarme Teilwaschungen.	Frühestens zwei Tage nach dem Insult.
	Lauwarme Vollbäder, event. mit Fichtennadelzusatz.	Zirka sechs Wochen nach dem Insult.
Chorea	Lauwarme Vollbäder, feuchte Ganzpackung. Lauwarme Halbbäder.	
Epilepsie	Kalte Umschläge oder Eisbeutel auf den Kopf.	Im Anfall.
	Feuchte Ganzpackung, warme Halbbäder mit allmählichem Übergang zu niedrigeren Temperaturen.	In der anfallsfreien Zeit.
Hemikranie	Kalte oder heiße Umschläge auf den Kopf je nach Verträglichkeit. Feuchte Ganzpackung. Wechselwarme Fußbäder.	
Hysterie	Feuchte Ganzpackung, kalte Ganzabreibung, kaltes Tauchbad, kühles Halbbad mit stärkerer Abkühlung.	Als Allgemeinbehandlung ohne Rücksicht auf besondere hysterische Symptome. Während eines hysterischen Anfalles sind hydrotherapeutische Maßnahmen weder notwendig noch besonders zweckmäßig.
Insomnia (Schlaflosigkeit)	Warme oder lauwarme Bäder mit Zusatz eines Kamillen- oder Kiefernadelabsudes von zirka halbstündiger Dauer mit nachfolgender zweistündiger Ruhe (nicht Bettruhe). Wechselwarme Fußbäder. Wassertreten in der Wanne oder auf nassen Tüchern abends vor dem Schlafengehen.	Bäder gegen Schlaflosigkeit sind morgens zu geben, keinesfalls abends vor dem Schlafengehen; als späteste Zeit für das Bad gibt Marburg 4 Uhr nachmittags an.

Krankheit	Hydrotherapie	Besondere Bemerkungen
Insomnia (Schlaflosigkeit) *(Fortsetzung)*	Prießnitzsche Umschläge um die Waden während der Nacht.	
Migräne	Wie bei Hemikranie.	
Myelitis	Teilwaschungen.	Im akuten Stadium.
	Trockenpackung mit nachfolgender kalter Abreibung der Extremitäten.	Im subakuten und chronischen Stadium.
	Lauwarme Vollbäder mit Zusatz von Fichtennadelabsud.	Im chronischen Stadium.
Neuralgien	Heiße Umschläge. Heiße Breiumschläge. Thermophor.	
Neurasthenie	Niemals mit zu kalten oder zu angreifenden Prozeduren beginnen, sondern zunächst Teilwaschungen oder Teilabreibungen mit auf 20° C vorgewärmtem Wasser. Erst allmählich das Wasser immer kühler nehmen.	
	Bürstenbad. Lauwarme Halbbäder mit allmählicher Abkühlung.	Erst wenn die kühlen Teilwaschungen gut vertragen wurden.
	Feuchte Ganz- oder Dreiviertelpackung. Lauwarme Vollbäder mit Zusatz eines Fichtennadel- oder Kamillenabsudes. Sauerstoff- oder Luftperlbäder.	
Neuritis	Prießnitzsche Umschläge.	
Paralysis agitans	Lauwarme Vollbäder, auch mit Fichtennadelzusatz.	
Sexuelle Neurose	Allgemeinbehandlung wie bei Neurasthenie. Kurze kalte Sitzbäder.	

Krankheit	Hydrotherapie	Besondere Bemerkungen
Sclerosis multiplex	Feuchte Ganzpackung, lauwarme Vollbäder.	
Tabes dorsalis	Teilwaschungen oder Teilabreibungen mit etwa auf 20° C vorgewärmtem Wasser, dem etwas Franzbranntwein zugesetzt wird. Lauwarme Vollbäder mit Fichtennadel- oder Solezusatz. Lauwarme Halbbäder.	Alle zu kalten oder zu heißen Prozeduren sind kontraindiziert.

8. Bei Erkrankungen des Stoffwechsels

Adipositas	Ganzabreibung und Lackenbad.	
	Kalte Halbbäder.	Bei gesundem Herzen.
	Lauwarme Vollbäder mit Solezusatz.	
	Kohlensäurebäder.	Bei Adipositas cordis.
Diabetes mellitus	Feuchte Ganzpackung mit nachfolgender kühler Abreibung. Lauwarme Vollbäder.	
Diathesis urica	Siehe Arthritis urica.	
Morbus Basedowi	Feuchte Ganzpackung oder Dreiviertelpackung. Kalte Umschläge oder Herzkühlschlauch in die Herzgegend. Lauwarme Halbbäder. Sauerstoff- oder Luftperlbäder.	
Rachitis	Lauwarme Bäder mit Steinsalzzusatz.	

9. Bei Erkrankungen der Zirkulationsorgane

Krankheit	Hydrotherapie	Besondere Bemerkungen
Angina pectoris	Heiße Umschläge oder Thermophor auf die Herzgegend.	Im Anfall.
Arteriosklerose	Kühle Teilwaschungen. Lauwarme Vollbäder, etwa mit Fichtennadelzusatz. Sauerstoffbäder.	
	Indifferente Kohlensäurebäder.	Nur unter strikter Beobachtung der auf Seite 40 angegebenen Vorsichtsmaßregeln. Bei Angina pectoris sind Kohlensäurebäder zu vermeiden.
Cor adiposum	Kühle Kohlensäurebäder, nötigenfalls Sauerstoffbäder.	
	Indifferente Kohlensäurebäder.	Bei beginnender Dekompensation. Bei höherer Dekompensation sind Kohlensäurebäder kontraindiziert.
Dilatatio cordis	Wie bei Cor adiposum.	
Endocarditis acuta	Kalte Umschläge oder Kühlschlauch auf die Herzgegend.	
Endocarditis chronica mit Klappenfehler	Teilabreibungen.	
	Kühlschlauch auf die Herzgegend.	Insbesondere bei Herzklopfen.
	Kühle oder indifferente Kohlensäurebäder.	Je nach dem Kompensationszustand des Herzens; bei Dekompensation sind Kohlensäurebäder kontraindiziert.

Krankheit	Hydrotherapie	Besondere Bemerkungen
Myocarditis acuta	Wie bei Endocarditis acuta.	
Myocarditis chronica	Warme Umschläge oder Schlauch mit warmem Wasser auf die Herzgegend. Kohlensäurebäder wie bei Endocarditis chronica.	
Neurosis cordis (insbesondere nervöse Tachykardie)	Kalte Umschläge oder Kühlschlauch auf die Nacken- oder Herzgegend. Feuchte Dreiviertel- oder Ganzpackung. Kühle Halbbäder.	

10. Bei Infektionskrankheiten

Krankheit	Hydrotherapie	Besondere Bemerkungen
Angina tonsillaris	Prießnitzsche Umschläge um den Hals.	
	Eisumschläge.	Bei starker entzündlicher Schwellung der Tonsillen und der regionären Drüsen.
	Kühle Teilwaschungen. Häufig gewechselte Prießnitzsche Stammumschläge.	Bei hohem Fieber.
Diphtherie (Angina diphtherica)	Wie bei Angina tonsillaris.	
Influenza (Grippe)	Prießnitzsche Brust- oder Stammumschläge. Teilwaschungen.	
	Bei Bronchitis oder Pneumonie siehe Seite 49 und 50.	
Meningitis cerebrospinalis	Eisumschläge, Eisbeutel oder Kühlschlauch auf den Kopf. Prießnitzsche Stammumschläge.	
	Heiße Stammumschläge oder heiße Vollbäder.	Bei Krämpfen.

Krankheit	Hydrotherapie	Besondere Bemerkungen
Morbilli		Bei mildem unkompliziertem Verlauf keine Hydrotherapie.
	Lauwarme Bäder mit kühlen Übergießungen von Brust, Nacken und Rücken.	Bei hohem Fieber.
	Bei Bronchitis capillaris, siehe Seite 49 und 50.	
Pneumonie	Siehe Seite 50.	
Pyämie (Sepsis)	Kühle Stammumschläge, Teilabreibungen.	
Scarlatina	Halsumschläge wie bei Angina tonsillaris.	
	Häufig gewechselte kühle Stammumschläge.	Bei hohem Fieber.
	Warmes oder lauwarmes Vollbad mit kühlen (20º C) Übergießungen.	Bei Somnolenz. Während des Bades die Ohren mit eingefetteter Watte verstopfen.
	Kühle Teilwaschungen.	Bei größerer Körperschwäche.
	Bei Komplikation mit Nephritis, siehe Seite 55.	
Scrophulotuberkulose	Warme Sole- oder Steinsalzvollbäder.	
Tuberkulose	Siehe Tuberculosis pulmonum Seite 51 und Arthritis tuberculosa Seite 52.	
Typhus	Häufig gewechselte Stammumschläge. Kühle Teilwaschungen.	

Krankheit	Hydrotherapie	Besondere Bemerkungen
Typhus *(Fortsetzung)*	Vollbäder von 30—28° C. 5 Minuten Dauer, zwei Bäder täglich. Die Vollbäder werden allmählich abgekühlt und verlängert. Nach dem Bad sind die Patienten trocken zu frottieren. Bei Kindern und sehr alten Leuten soll man mit der Badetemperatur nicht unt. 28° C heruntergehen.	Bei Anstieg des Fiebers im Verlauf der ersten zwei Wochen werden die Bäder allmählich um einen Grad kälter und eine Minute länger verabreicht, bis man auf 25—23° C und 10—12 Minuten Dauer gekommen ist. Während der Akme bleibt man bei den erreichten tiefsten Temperaturen des Bades und der längsten Dauer. Im Stadium der Fiebersenkung geht man allmählich wieder zu höheren Badetemperaturen über. Die Bäderbehandlung ist bei Darmblutungen, Peritonitis u. Kollapsneigung kontraindiziert.

Die in den vorstehenden Tabellen gegebenen Anweisungen erheben nicht den Anspruch auf Lückenlosigkeit, doch dürften sie den Bedürfnissen der ärztlichen Praxis meistens genügen und dem Zweck dieses Büchleins, ein Leitfaden für praktische Ärzte zu hydrotherapeutischen Maßnahmen im Hause des Kranken zu sein, entsprechen. Wer durch dieses Büchlein die Anregung gewonnen hat, sich eingehender mit der Hydrotherapie zu befassen, der sei auf die Spezialwerke von Winternitz, Strasser, di Gaspero, Laqueur, Matthes u. a. verwiesen.

Sachverzeichnis

(C siehe auch K und Z)

Abhärtungsmittel 47
Abkühlende Prozeduren 10
Abkühlung 9
Ableitende Wirkung 12
Abreibungen 26
Acne 56
Adipositas 59
Allgemeindiathermie 14
— -umschläge 20
Ameisensäure 36
Analdampfbad 31
— -umschläge 20
Anämie 52, 53
Angewöhnung an Kältereize 11
Angina pectoris 60
Angina tonsillaris 61
Apoplexie 57
Aromatische Bäder 32
Arrectores muculi 3
Arteriosklerose 60
Arthritis 51, 52
Asthma 49
Atelektase 49
Atmung 7

Balneologie 2
Barfußgehen 47
Basedow 59
Bauchumschlag 19
Bechterew 52
Beck 7
Becquerel 43
Blutbild 11
— -druck 6
Boltzmannsches Gesetz 8
Bronchiektasie 49
Bronchitis 49
Bronchopneumonie 49

Brustguß 30
— -umschlag 18
Bürstenbad 45

Cardialgie 53
Catarrhus intestini 53
— ventriculi 53
Chlorose 53
Cholangitis 54
Cholecystitis 54
Cholelithiasis 54
Cholera infantum 54
Chorea 57
Colica saturnina 54
Congelatio 56
Cor adiposum 60
Curie 43
Cystitis 55

Dampfbad 13, 30
— allgemeines 30
— Gesichts- 31
Darmkatarrh 53
Dastre-Morat 6
Dauerbäder 14
Diabetes 59
Diarrhoe 54
Diathermie 14
Diathesis urica 59
Dilatatio cordis 60
Diphtherie 61
Diurese 14
Dohan 7
Dreiviertelpackung 26
Durig 10
Dysmenorrhoe 55

Eichenrindenbäder 33

Einpackungen 23
— feuchte 23
— trockene 25
Elektrokompressor 42
Elektroskop 43
Emanation 44
Emphysem 50
Endkolben 4
Endocarditis 60
Epididymitis 55
Epilepsie 57
Erfrierungen 56
Exkretion 13

Fettherz 60
Fichtennadelbäder 32
Fischer 44
Fissura ani 54
Fließende Rückenwaschung 30
Floyer 1
Formica-Bad 36
Franzensbad 34
Frottierungen 45
Fußbad 47

Ganzabreibungen 27
— -guß 26
Gasparo 63
Gastein 44
Gefäße 2, 5
Genitaldampfbad 31
— -umschläge 20
Gerberlohebäder 33
Gesichtsdampfbad 31
Gewürznelkenbäder 33
Grippe 61
Güsse 29

Haferstrohbäder 33
Hahn 1
Halbbad 45
Halsumschlag 19
Hämorrhoiden 54
Handbad 47
Harnsaure Diathese 59
Haube 16
Haut 2
Heißluftkasten 13
Heizkissen 21
Hemd, nasses 24
Hemikranie 57

Herz 5
— -größe 7
Heublumenbäder 33
Hippokrates 1
Hitzeprozeduren, längerdauernde 11
Höber 4
Hufeland 1
Hydrotherapeutische Methoden 15
Hydrotherapie 2
Hyperidrosis 56
Hysterie 57

Indifferenzpunkt 5
Indikationen 48 ff.
Influenza 61
Infrarotes Licht 8
Insomnia 57, 58
Intertrigo 56
Ischler Sole 33

Joachimsthal 44
Josef 36
Jürgensen 9

Kalium sulfuratum 34
Kalorien 13
Kältepunkte 3
— -reize 10
— — kurzdauernde 10
Kamillenbäder 32
Kapillaren 3
Kleienbäder 33
Kleine Umschläge 20
Klopfer 34
Kneipp 23, 48
Knieguß 30
Kohlensäurebad 34
— künstliches 35
— natürliches 34
Kolloidales Schwefelbad 34
Kombinierte Bäder 45
Kopfhaube 16
— -kühlung 16
— -umschlag 19
Kopp 36
Krauses Endkolben 4
Kreuzbinde 18
Krogh 3
Kühlschläuche 21

Liebesny, Hydrotherapie

Laqueur 12, 63
Laryngitis 50
Leukämie 53
Lode 10
Longettenverbände 20
Luftperlbäder 41
Lumbago 52

Mache-Einheiten 44
Magenkrampf 53
Maliwa 34
Matthes 63
Meningitis 61
Methoden 15
Migräne 58
Mineralquellen 2
Morbilli 62
Morbus Raynaud 56
Multiple Sklerose 59
Musculi arrectores 3
Muskelzittern 10
Myalgie 52
Myelitis 58
Myocarditis 60

Nasses Hemd 24
Nauheim 34
Nephritis 55
Nephrolithiasis 55
Nervensystem 15
Neuralgien 58
Neurasthenie 58
Neuritis 58
Neurosis cordis 60
Nierendiathermie 14
Nonplusultra 36

Obstipatio 54
Osteomalazie 52
Ozetbäder 41

Paralysis agitans 58
Parametritis 55
Paschka 63
Periphere Gefäße 2
Peritonitis 54
Perityphlitis 54
Perniones 56
Perspiratio insensibilis 8
Pfefferminzbäder 33
Pharyngitis 50

Physiologische Grundlagen 2
Pleuritis 50
Pneumonie 50, 62
Prießnitz 2, 17
Prostatitis 55, 56
Prozeduren, abkühlende 10
Pruritus 56
Psoriasis 56
Pulsfrequenz 7
Pyämie 62
Pyelitis 56

Quaglio-Bad 35

Rachitis 59
Radioaktive Bäder 42
Radiumchlorid 43
— -emanation 43
— -institut 44
Raynaud 56
Reaktion, gute 10
— schlechte 10
Reichenhaller Sole 33
Rheumatismus 52
Rubner 10
Rückenguß 30
Rückstauungskongestion 6
Ruffinis Endkolben 4

Sandow-Bad 35
Sarason 41
Sauerstoffbäder 40
— -zentrale 42
Scarlatina 62 1
Schenkelguß 30
Schlaflosigkeit 57, 58
Schwarze Strahler 8
Schwefelbäder 33
Schweißproduktion 13
— -sekretion 8
Sclerosis multiplex 59
Scrophulosis 62
Sekretion 13
Senfmehlbäder 33
Sepsis 62
Sexuelle Neurose 58
Sitzbäder 46
Solbäder 33
Solutio Vlemingkx 34
Sommer 4
Spondylitis 52

Steinsalzbäder 33
Strahler 8
Straßer 2, 6, 13
Sulfical 34

Tabes 59
Tachykardie 60
Tauchbäder 32
Tatzmannsdorf 34
Teilabreibungen 26
— -bäder 31, 46
Temperaturdifferenzen 5
— -empfindung 3
Thermophor 21
Thiopinol 34
Thymianbäder 33
Torticollis 52
Tuberculosis 51, 62
Typhus 62, 63

Übererwärmung 9
Übergießungen 29
Umschläge 16
— erregende 17
— heiße 17
— kalte 17
Umschläge, kleine 19
— Prießnitzsche 17
Unterleibdampfbad 31
— -guß 30

Verteiler 42
Vollbäder 32
— heiße 32
— kalte 32
— lauwarme 32
— mit Zusätzen 32

Wärmeabgabe 8
— -haushalt 8
— -leitung 8
— -leitungsvermögen 2, 5
— -punkte 3
— -regulation 8
— — chemische 9
— physikalische 8
— -stauung 13
— -strahlung 8
Wasserdampfverdunstung 8
— -treten 47
— -verdampfung 8
Weber E. H. 4
Weber Ernst 42
Wickel, siehe Umschlag
Winternitz 2, 11, 63

Zeo-Bäder 36, 41
Zucker-Bäder 41
Zwischenhirndiathermie 14

Verlag von Julius Springer, Wien und Berlin

Bücher der Ärztlichen Praxis

Band 1: **Die Anfangsstadien der wichtigsten Geisteskrankheiten.** Von Prof. Dr. A. Pilcz. Mit 3 Abb. 62 S. RM 1,70
Band 2: **Der Schlaf, seine Störungen und deren Behandlung.** Von Prof. Dr. O. Marburg. Mit 3 Abb. 52 S. RM 1,50
Band 3: **Die akute Mittelohrentzündung.** Von Prof. Dr. O. Mayer. Mit 3 Abb. 52 S. RM 1,50
Band 4: **Diphtherie und Anginen.** Von Prof. Dr. K. Leiner und Dr. F. Basch. Mit 1 Abb. 84 S. RM 2,50
Band 5: **Krämpfe im Kindesalter.** Von Prof. Dr. J. Zappert. 54 S. RM 1,60
Band 6: **Glykosurien, renaler Diabetes und Diabetes mellitus.** Von Priv.-Doz. Dr. H. Elias. Mit 6 Abb. u. 1 Taf. 94 S. RM 2,60
Band 7: **Die Behandlung der Verrenkungen.** Von Prof. Dr. C. Ewald. Mit 16 Abb. 44 S. RM 1,50
Band 8: **Die Behandlung der Knochenbrüche mit einfachen Mitteln.** Von Prof. Dr. C. Ewald. Mit 38 Abb. 102 S. RM 2,80
Band 9: **Gelbsucht.** Von Priv.-Doz. Dr. A. Luger. 99 S. RM 2,60
Band 10: **Störungen in der Frequenz und Rhythmik des Pulses.** Von Prof. Dr. E. Mallwa. Mit 4 Abb. 82 S. RM 2,60
Band 11: **Die Menstruation und ihre Störungen.** Von Prof. Dr. J. Novak. Mit 6 Abb. 98 S. RM 3,—
Band 12: **Darmkrankheiten.** Von Priv.-Doz. Dr. W. Zweig. 162 S. RM 4,60
Band 13: **Säuglingsernährung.** Von Prof. Dr. A. Reuss. Mit 8 Abb. 104 S. RM 3,—
Band 14: **Komatöse Zustände.** Von Priv.-Doz. Dr. V. Kollert. 51 S. RM 1,60
Band 15: **Diathermie, Heißluft und künstliche Höhensonne.** Von Priv.-Doz. Dr. P. Liebesny. Mit 30 Abb. 80 S. RM 2,80
Band 16: **Einführung in die Orthopädie für den praktischen Arzt.** Von Priv.-Doz. Dr. G. Engelmann. Mit 44 Abb. 94 S. RM 3,40
Band 17: **Sprach- und Stimmstörungen (Stammeln, Stottern usw.).** Von Prof. Dr. E. Fröschels. Mit 16 Abb. 71 S. RM. 2,40
Band 18: **Hausapotheke und Rezeptur.** Von Prof. Dr. L. Kofler und Priv.-Doz. Dr. A. Mayerhofer. Mit 33 Abb. 192 S. RM 6,60
Band 19: **Die Nierenerkrankungen.** Von Priv.-Doz. Dr. Hermann Kahler. Mit 2 Abb. 104 S. RM 3,20
Band 20: **Magenkrankheiten.** Von Prof. Dr. H. Schur. Mit 8 Abb. 223 S. RM 6,60
Band 21: **Kosmetische Winke.** Von Prof. Dr. O. Kren. Mit 14 Abb. 141 S. RM 4,80
Band 22: **Allgemeine Therapie der Hautkrankheiten.** Von Priv.-Doz. Dr. A. Perutz. 131 S. RM 4,50
Band 23: **Lungen- und Rippenfellentzündung.** Von Prof. Dr. K. Reitter. Mit 4 Abb. 47 S. RM 2,—
Band 24: **Krampfadern.** Von Priv.-Doz. Dr. L. Moszkowicz. Mit 6 Abb. 34 S. RM 2,—
Band 25: **Die Differentialdiagnose der richtigen Augenkrankheiten und Augenverletzungen.** Mit einem Anhang über die Brillenbestimmung. Von Prof. Dr. V. Hanke. Mit 19 Abb. u. 3 Taf. 108 S. RM 4,—

(Fortsetzung auf der IV. Umschlagseite)

MIX
Papier aus verantwortungsvollen Quellen
Paper from responsible sources
FSC® C105338

If you have any concerns about our products,
you can contact us on
ProductSafety@springernature.com

In case Publisher is established outside the EU,
the EU authorized representative is:
**Springer Nature Customer Service Center GmbH
Europaplatz 3, 69115 Heidelberg, Germany**

Printed by Libri Plureos GmbH
in Hamburg, Germany